E. Erdmann E. Mutschler D. Stalleicken (Hrsg.)

Pentaerithrityl-tetranitrat

Evidenzorientiertes Therapiekonzept
kardialer Erkrankungen

Mit 83 Abbildungen und 8 Tabellen

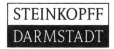

Prof. Dr. med. E. Erdmann
Klinik für Innere Medizin III
Kardiologie – Angiologie – Pneumologie und internistische Intensivmedizin
Universität zu Köln
Joseph-Stelzmann-Straße 9, 50924 Köln (Lindenthal)

Prof. Dr. med. Dr. rer. nat. Drs. h.c. E. Mutschler
Pharmakologisches Institut, Biozentrum Niederursel
Johann-Wolfgang-Goethe-Universität
Marie-Curie-Straße 9, 60439 Frankfurt/Main

Dr. med. D. Stalleicken
Medizinischer Direktor, ALPHARMA-ISIS GmbH & Co. KG, Langenfeld
Mitglied der Arbeitsgruppe Pharmakologie,
Hochschule für Technik und Wirtschaft Albstadt-Sigmaringen

Wissenschaftliche Betreuung der Reihe
Prof. Dr. med. H.T. Schneider
Medizinische Fakultät der Universität Bonn
Arbeitsgruppe Pharmakologie (Leiter)
Hochschule für Technik und Wirtschaft Albstadt-Sigmaringen
Anton-Günther-Straße 51, 72488 Sigmaringen

ISBN 3-7985-1489-5 Steinkopff Verlag Darmstadt

Dieses Werk ist urheberrechtlich geschützt. Die dadurch begründeten Rechte, insbesondere die der Übersetzung, des Nachdrucks, des Vortrags, der Entnahme von Abbildungen und Tabellen, der Funksendung, der Mikroverfilmung oder der Vervielfältigung auf anderen Wegen und der Speicherung in Datenverarbeitungsanlagen, bleiben, auch bei nur auszugsweiser Verwertung, vorbehalten. Eine Vervielfältigung dieses Werkes oder von Teilen dieses Werkes ist auch im Einzelfall nur in den Grenzen der gesetzlichen Bestimmungen des Urheberrechtsgesetzes der Bundesrepublik Deutschland vom 9. September 1965 in der jeweils geltenden Fassung zulässig. Sie ist grundsätzlich vergütungspflichtig. Zuwiderhandlungen unterliegen den Strafbestimmungen des Urheberrechtsgesetzes.

Steinkopff Verlag Darmstadt
ein Unternehmen von Springer Science+Business Media

www.steinkopff.springer.de

© Steinkopff Verlag Darmstadt 2004
Printed in Germany

Die Wiedergabe von Gebrauchsnamen, Handelsnamen, Warenbezeichnungen usw. in diesem Werk berechtigt auch ohne besondere Kennzeichnung nicht zu der Annahme, daß solche Namen im Sinne der Warenzeichen- und Markenschutz-Gesetzgebung als frei zu betrachten wären und daher von jedermann benutzt werden dürften.

Produkthaftung: Für Angaben über Dosierungsanweisungen und Applikationsformen kann vom Verlag keine Gewähr übernommen werden. Derartige Angaben müssen vom jeweiligen Anwender im Einzelfall anhand anderer Literaturstellen auf ihre Richtigkeit überprüft werden.

Satz: K+V Fotosatz GmbH, Beerfelden

Gedruckt auf säurefreiem Papier

Vorwort

Organische Nitratester gehören seit über 120 Jahren zum therapeutischen Schatz der pharmakotherapeutischen Behandlung von ischämischen Herzerkrankungen, insbesondere der koronaren Herzkrankheit (KHK). Sie gehören zu den ersten definierten Wirkstoffverbindungen überhaupt, die in der klinischen Medizin angewendet wurden. Die Ansichten zu ihrer Wirksamkeit gehen seit genauso langer Zeit auseinander, obwohl der therapeutische Nutzen immer wieder – so auch in jüngster Zeit – beschrieben wurde und ihr Stellenwert in nationalen und internationalen Leitlinien definiert ist. Die kritische Diskussion wird im Wesentlichen durch zwei Gesichtspunkte stimuliert, die den klinischen Einsatz von Nitrovasodilatatoren limitieren. Eine chronische Therapie mit dem am häufigsten untersuchten Glyceroltrinitrat (GTN) führt zu Wirkungsabschwächung (Toleranz). Auf Grund neuerer Befunde ist dieses Phänomen der Toleranz die Folge der durch GTN stimulierten verstärkten Bildung von Sauerstoffradikalen, die die NO-Bioverfügbarkeit vermindern und den Prozess der Atherogenese fördern. Für die Compliance des Patienten ist der mit der Therapie verbundene Nitratkopfschmerz ein ausgesprochen negativer Faktor. Die mit GTN erhobenen Befunde wurden in der Vergangenheit und werden auch heute noch immer wieder auf die gesamte Klasse übertragen. Dies ist, wie die Erfahrung mit anderen Substanzklassen (z. B. Ca-Antagonisten und Betarezeptoren-Blockern) eindeutig gezeigt hat, nicht nur wissenschaftlich unzulässig, sondern auch ausgesprochen problematisch.

Für den NO-Donor Pentaerithrityltetranitrat (PETN) konnte insbesondere im vergangenen Jahrzehnt durch methodisch einwandfreie Untersuchungen nachgewiesen werden, dass PETN weder im Tierexperiment noch unter humanpharmakologischen Bedingungen hämodynamische Toleranz auslöst. PETN führt auch nicht zu einer vermehrten Bildung von Sauerstoffradikalen. Daher bleibt die NO-Bioverfügbarkeit unter PETN ungestört erhalten. PETN hat auf Grund seiner antioxidativen Eigenschaften einen experimentell nachgewiesenen antiatherogenen, zytoprotektiven Effekt. Diese Befunde haben dazu geführt, dass gemäß den Therapieempfehlungen der Arzneimittelkommission der Deutschen Ärzteschaft im Gegensatz zu anderen Nitraten beim Einsatz von PETN in der Behandlung der KHK auf eine Therapiepause verzichtet werden kann und daher die durch eine intermittierende Dosierung entstehende Therapielücke nicht durch ein Zusatzmedikament geschlossen werden muss. Für den Patienten ist die geringe Inzidenz und Intensität von Kopfschmerzen ein die Einnahmebereitschaft fördernder Befund.

Seit nunmehr 10 Jahren kommen interessierte Forschungsgruppen einmal jährlich zum PETN-Expertentreffen zusammen, um über die erzielten Forschungsergebnisse zu diskutieren und weitere Forschungsvorhaben zu entwickeln.

Auf dem 10. PETN-Expertentreffen 2003 in Berlin hat Drexler (Hannover) in seinem Einführungsvortrag Daten präsentiert, die schlüssig nachweisen, dass die endotheliale Dysfunktion nicht nur für die KHK, sondern auch im Zusammenhang mit der Herzinsuffizienz eine schlechte Prognose signalisiert. Der Einwand, dass die endotheliale Dysfunktion nur bei der koronaren Herzkrankheit eine Rolle spielt, sollte eigentlich nicht mehr erhoben werden. Eine Bilanz der PETN-Forschung 1993–2003 von Schneider (Bonn) ergab, dass PETN ein Mehrkomponentennitrat mit aus den pharmakokinetischen Daten zu erwartendem raschen Wirkungseintritt und der längsten Wirkdauer von allen Langzeitnitraten ist. Der besondere Benefit ergibt sich aus seinen antioxidativen, gefäßprotektiven Wirkungen, die eine toleranzfreie und gut verträgliche KHK-Therapie ermöglichen. Parker (Toronto) zeigte, dass PETN sich von GTN hinsichtlich seiner Induktion auf endotheliale Dysfunktion und Nitrattoleranz positiv unterscheidet. Die antioxidativen und antiatherosklerotischen Effekte von PETN lassen sich nach Schröder (Halle), Dennery und Vreman (Stanford) durch Stimulation des antioxidativen Proteins Ferritin und eine gesteigerte Hämoxigenase-I-Expression molekularbiologisch erklären. Lehmann (Jena, Bonn) führte den experimentellen Nachweis, dass für die pharmakodynamischen Unterschiede zwischen den verschiedenen Nitratestern sowohl die Zahl der Nitratgruppen im Molekül als auch das Trägermolekül selbst verantwortlich ist. Münzel (Hamburg, Mainz) konnte zeigen, dass die mitochondriale Aldehyddehydrogenase (ALDH) eine zentrale Bedeutung für die Bildung von Superoxiden und die damit verursachte Toleranz besitzt. Im Gegensatz zu GTN wird die mitochondriale ALDH durch PETN nicht inaktiviert. Die Befunde von Oliver (Edinburgh) unterstützen die bessere Verträglichkeit von PETN. Kosmicki (Warschau) konnte die Akutwirkung einer neuen galenischen Formulierung von PETN zeigen.

Der vielleicht wichtigste Beitrag dieses Treffens wurde von Lehmacher (Köln) vorgetragen. Er präsentierte die Ergebnisse der umfangreichsten und gemessen am wissenschaftlichen Standard aktuellsten Studie mit Nitrovasodilatatoren überhaupt. Nach 12-wöchiger Behandlung zeigte sich PETN im doppelblinden Vergleich ISDN gegenüber partiell überlegen. Nach dieser Darstellung profitieren von der insgesamt gut verträglichen Therapie insbesondere schwer kranke Patienten. Der Add-on-Effekt von PETN war in der Kombination mit ACE-Inhibitoren besonders ausgeprägt. Eine Wirkungsabschwächung (Toleranz) konnte unter PETN im Gegensatz zu ISDN nach 12 Wochen Therapie nicht beobachtet werden. Damit hat PETN seine Sonderstellung nicht nur im Rahmen experimenteller, sondern auch durch eine „state of the art" durchgeführte klinische Studie bewiesen.

Köln, Frankfurt/M., Langenfeld, im Oktober 2004
E. Erdmann
E. Mutschler
D. Stalleicken

Inhaltsverzeichnis

1 Endotheliale Dysfunktion:
Mechanismen und prognostische Bedeutung für die Herzinsuffizienz 1
H. Drexler

2 PETN-Forschung 1993–2003 23
H. T. Schneider, D. Stalleicken

3 Nitroglyzerininduzierte endotheliale Dysfunktion und Nitrattoleranz 33
John D. Parker

4 Antioxidative und antiatherosklerotische Effekte von PETN –
ein prognostisches Desiderat 47
H. Schröder, A. Abate, S. Oberle-Plümpe, P. A. Dennery,
H. J. Vreman, H. T. Schneider, D. Stalleicken

5 Pharmakologische Charakterisierung von Pentaerithrityltetranitrat,
seinen nitrathaltigen Metaboliten und anderen organischen Nitraten
an der isolierten Pulmonalarterie des Schweins 59
J. Pietig, A. König, H. Homann, E. Glusa, U. Fricke, J. Lehmann

6 Superoxidbildung und mitochondriale Aldehyddehydrogenase-Aktivität:
Vergleich der Wirkungen von Pentaerithrityltetranitrat (PETN)
mit weiteren Nitrovasodilatatoren 69
A. Daiber, M. Oelze, K. Sydow, M. Wendt, A. L. Kleschyov,
T. Münzel

7 Systolische Pulskontur-Analyse und ihre Anwendung in einer Studie
zur hämodynamischen Interaktion von Pentaerithrityltetranitrat
mit Sildenafil 81
J. J. Oliver, D. Webb

8 Wirksamkeit und Verträglichkeit von drei verschiedenen Nitraten
bei Patienten mit KHK 91
M. Kosmicki, J. Kowalik, B. Jedrzejczyk, Z. Sadowski

9 Nichtunterlegenheit von PETN versus ISDN zur Anfallsprophylaxe
bei Angina pectoris – Ergebnisse einer randomisierten
Phase-III-Doppelblindstudie 105
W. Lehmacher, M. Dabrowski, A.M. Zeiher

Autorenverzeichnis

Prof. Dr. M. Dabrowski
Klinika Kardiologii
Szpital Bielanski
ul. Ceglowska 80
01-809 Warszawa, Poland

Prof. Dr. P. A. Dennery
Dr. H. J. Vreman
Dr. Aida Abate
Stanford University School
of Medicine
Stanford, California 94305, USA

Prof. Dr. med. H. Drexler
Med. Hochschule Hannover
Abt. Kardiologie und Angiologie
Carl-Neuberg-Straße 1
30625 Hannover

Prof. Dr. med. E. Erdmann
Klinik für Innere Medizin III
Universität zu Köln
Josef-Stelzmann-Straße 9
50924 Köln

Prof. Dr. rer. nat. U. Fricke
A. Homann
Institut für Pharmakologie
Klinik der Universität zu Köln
Josef-Stelzmann-Straße 9
50924 Köln

Prof. Dr. med. Erika Glusa
Zentrum für Vaskuläre Biologie
und Medizin
Friedrich-Schiller-Universität Jena
Nordhäuser Straße 78
99089 Erfurt

Prof. Dr. W. Lehmacher
Institut für Medzinische Statistik
Informatik und Epidemiologie
der Universität zu Köln
Josef-Stelzmann-Straße 9
50924 Köln

Prof. Dr. rer. nat. J. Lehmann
Imke Pietig
Andreas König
Lehrstuhl für Pharmazeutische/
Chemische Chemie
Friedrich-Schiller-Universität
Philosophenweg 14
07743 Jena

Prof. Dr. med. Th. Münzel
Dr. rer. nat. A. Daiber
Dr. rer. nat. M. Oelze
Dr. med. K. Sydow
Dipl.-Biol. M. Wendt
Dr. rer. nat. Dr. med. A. L. Kleschyov
Universitätsklinikum
Hamburg-Eppendorf
Klinik und Poliklinik
für Innere Medizin
Martinistraße 52
20246 Hamburg

Prof. Dr. med. Dr. rer. nat. Drs. h.c.
E. Mutschler
Pharmakologisches Institut
Biozentrum Niederursel
Marie-Curie-Str. 9
60439 Frankfurt/Main

Prof. Dr. J. D. Parker, MD, FRCP (C)
Division of Cardiology
Dept. of Medicine
Mount Sinai Hospital
600 University Ave
Toronto, Ontario, Canada

Prof. Z. Sadowski, MD PhD
Dr. M. Kosmicki, MD PhD
Ilona Kowalik, MSc
Barbara Jedrzejczyk, MD
2nd Dept. of Coronary
Artery Disease
Institute of Cardiology
ul. Spartanska 1
02-637 Warszawa, Poland

Prof. Dr. med. H. T. Schneider
Med. Fakultät
Rheinische Friedrich-Wilhelms-
Universität
Anton-Günther-Str. 51
72488 Sigmaringen

Prof. Dr. H. Schröder
Dr. Stefanie Oberle-Plümpe
Institut für Pharmakologie und
Toxikologie für Naturwissenschaft
Martin-Luther-Universität
Wolfgang-Langenbeck-Straße 4
06120 Halle/Saale

Dr. med. D. Stalleicken
ALPHARMA-ISIS GmbH & Co. KG
Elisabeth-Selbert-Str. 1
40764 Langenfeld

Prof. Dr. D. Webb, MD, FRCP
Dr. J. J. Oliver, MB, MRCP
Clinical Pharmacology Unit
and Research Centre
University of Edinburgh
Western General Hospital
Edinburgh, UK

Prof. Dr. med. A. M. Zeiher
Klinik für Innere Medizin IV
Johann-Wolfgang-Goethe-Universität
Theodor-Stern-Kai 7
60596 Frankfurt

1 Endotheliale Dysfunktion: Mechanismen und prognostische Bedeutung für die Herzinsuffizienz

H. DREXLER

■ Endotheliale Dysfunktion bei Herzinsuffizienz

Hämodynamische Befunde

Bei Patienten mit Herzinsuffizienz ist die erhöhte Vasokonstriktion einer der am häufigsten festzustellenden hämodynamischen Befunde. Diese Vasokonstriktion ist assoziiert mit der Aktivierung des neurohormonalen Systems. Eine derartige neurohormonale Aktivierung führt zu einer Widerstandserhöhung, die ihrerseits die Ejektionsfraktion erniedrigt, sodass ein Circulus vitiosus eingeleitet wird (Abb. 1). Da jedoch die Beziehung zwischen den Plasmakonzentrationen dieser Neurohormone und der systemischen Erhöhung des vaskulären Widerstandes nur eine sehr geringe Korrelation aufweist, sind mit großer Wahrscheinlichkeit andere Systeme für die Modulation des vaskulären Tonus verantwortlich. Es ist allgemein bekannt, dass endotheliale Zellen eine Reihe von Substanzen produzieren, die zusammenfassend mit der Bezeichnung Endothelium-Derived-Relaxing-Faktor (EDRF) bezeichnet werden. Diese führen zu einer lokalen Relaxation [1–5] der darunter liegenden vaskulären glatten Muskelzellen. Hierdurch werden sowohl der basale Muskeltonus aufrecht erhalten als auch konstriktorisch wirkende Stimuli (ausgelöst z.B. durch Acetylcholin) ausbalanciert. Studien der letzten Jahre mit isolierten vaskulären Präparationen haben gezeigt, dass die endothelabhängige Vasodilatation im Tiermodell bei Hypertonie [6, 7], Atherosklerose [8, 9, 10] und Herzinsuffizienz gestört ist [11, 12]. Eine endothelabhängige Vasodilatation konnte auch in humanpharmakologischen Experimenten nachgewiesen werden [13–16], allerdings ist die Datenlage bei Patienten weniger umfangreich. Dies liegt hauptsächlich an der Schwierigkeit, von dieser Population frische vaskuläre Präparationen zu erhalten. Ein Ansatz, diese Schwierigkeit zu überwinden, ist die Messung von vaskulärem Blutfluss oder Gefäßdurchmesser nach pharmakologischer Gabe von EDRF-stimulierenden Substanzen. Bereits 1991 konnte Kubo [17] nachweisen, dass der Widerstand in der Arteria brachialis bei Patienten mit Herzinsuffizienz erhöht ist, bzw. dass die Fähigkeit zur pharmakologisch induzierbaren Vasodilatation reduziert ist. Diese Befunde konnten von unserer Arbeitsgruppe bestätigt werden [18]. In den zitierten Experimenten konnte gleichzeitig nachgewiesen werden,

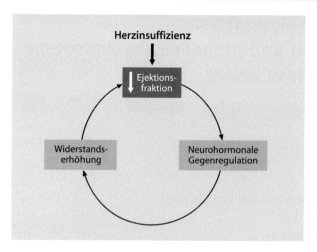

Abb. 1. Schematische Darstellung des Circulus vitiosus bei Herzinsuffizienz

dass die veränderte Reagibilität der Gefäße auf einer reduzierten Freisetzung bzw. Synthese von NO nach Stimulation zurückgeführt werden kann. Andererseits ist sichtlich die basale Freisetzung von NO aus dem Endothel erhöht und könnte eine wichtige Rolle zur Kompensation der neurohormonal bedingten Vasokonstriktion bei Patienten mit chronischer Herzinsuffizienz spielen. Auch Katz [19] kam in seinen Untersuchungen zum Ergebnis, dass die acetylcholinvermittelte Vasodilatation offensichtlich substantiell in der peripheren arteriellen Zirkulation bei Patienten mit Herzinsuffizienz reduziert ist. Auch dieser Autor kommt zu dem Schluss, dass bei Patienten mit Herzinsuffizienz die vaskuläre endotheliale Funktion gestört ist. Bei Patienten mit Herzinsuffizienz ist aber nicht nur die Gefäßreagibilität in pharmakologisch orientierten Experimenten gestört, sondern auch in hämodynamisch orientierten Untersuchungen. So konnte gezeigt werden, dass die flussabhängige arterielle Dilatation bei Patienten mit Herzinsuffizienz verändert ist [20].

Zusammenfassend deuten diese Befunde darauf hin, dass die pathologisch veränderte vaskuläre Reagibilität bei Patienten mit Herzinsuffizienz sowohl auf Störungen der Endothelfunktion beruhen als auch durch strukturelle Veränderungen bedingt sind.

Die obig zitierten klinischen Studien konnten nachweisen, dass bei Patienten mit chronischer Herzinsuffizienz eine endotheliale Dysfunktion der großen zuführenden und kleinen Widerstandsgefäße vorliegt. Die endotheliale Dysfunktion könnte das kardiovaskuläre System in zweifacher Hinsicht beeinflussen. Einerseits könnte die endotheliale Dysfunktion der Widerstandsgefäße die periphere Perfusion beeinträchtigen und andererseits könnte die endotheliale Dysfunktion der großen zuführenden Gefäße den Blutfluss negativ beeinflussen, dadurch die Füllung des linken Ventrikels stören und in Konsequenz die linksventrikuläre Ejektionsfraktion erniedrigen. Bei Patienten mit chronischer Herzinsuffizienz ist also die periphere Zirkulation gestört. Andererseits führt

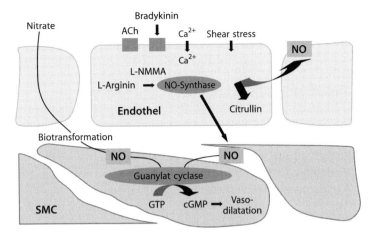

Abb. 2. Schematische Darstellung der Physiologie des L-Arginin-NO-Systems

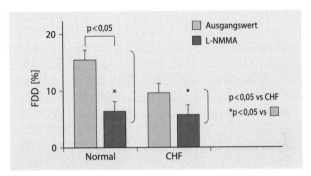

Abb. 3. Flussabhängige Dilatation (FDD) vor (Ausgangswert) und nach Gabe von L-NMMA bei Normalpersonen und Patienten mit Herzinsuffizienz. Nach [20]

ein chronisch vermehrter Blutfluss im Tierexperiment zu einer vermehrten Ausschüttung von EDRF und zwar durch die Hochregulation der Nitritoxidsynthase (NOS), des Enzymes also, welches mit Hilfe von Arginin Nitritoxid (NO) synthetisiert (Abb. 2). Die Hypothese lag nahe, dass eine intermittierende Steigerung des Blutflusses z.B. durch Muskeltraining die Fähigkeit des Endothels zur Synthese und Ausschüttung von NO verbessern kann. Hierdurch könnte die endotheliale Funktion auch bei Patienten mit Herzinsuffizienz positiv beeinflusst werden, die normalerweise einen eingeschränkten Grad ihrer physischen Leistungsfähigkeit aufweisen. Tatsächlich konnte gezeigt werden [20], dass ein mehrwöchiges entsprechendes Trainingsprogramm die gestörte flussabhängige Dilatation (Abb. 3) wieder normalisieren kann.

Molekularbiologische Mechanismen

Für die endotheliale Dysfunktion bei Patienten mit chronischer Herzinsuffizienz könnten eine ganze Reihe von pathophysiologischen Mechanismen verantwortlich sein:
- Reduzierte eNOS-Genexpression und -aktivität
- TNF-α-induzierte Verkürzung der eNOSmRNA-Halbwertzeit
- Aktivierung des RAAS (Stimulation der NADPH-Oxidase durch eine gesteigerte ACE-Aktivität, erhöhte Aldosteronkonzentrationen)
- Inaktivierung von NO durch Superoxidanion
- Endogene Inhibitoren der eNOS
- Veränderung der vaskulären Signaltransduktion

Bedeutung der NO-Bioverfügbarkeit

Unsere Arbeitsgruppe untersuchte an Patienten mit Herzinsuffizienz die Expression, Aktivität und funktionelle Bedeutung der induzierbaren NO-Synthase [21]. Für die Untersuchungen wurden explantierte Herzen von Patienten mit Herzinsuffizienz NYHA IV verwendet. Die Expression von NOS II und NOS III (endotheliale NO-Synthase) wurde durch Polymerase-Kettenreaktion bestimmt und mit Gewebsproben von gesunden Spenderherzen verglichen. Die NO-Synthase-II-Aktivität wurde mit Hilfe des Citrullin-Essays bestimmt. Die Aktivität der NO-Synthase-II-Aktivität wurde in Beziehung gesetzt zu Änderungen im Ausmaß der Kontraktion, die durch den betaadrenergen Agonisten Isoprenenol, einen NO-Donor und/oder einen NOS-Inhibitor (L-NMMA) induziert wurde. Es konnte eine reduzierte NOS-III-mRNA nachgewiesen werden [21], (Abb. 4). Andererseits war die NOS-II-Aktivität erhöht. Eine erhöhte NOS-II-

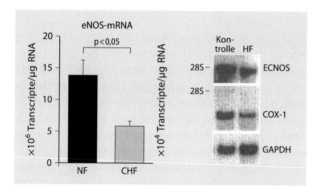

Abb. 4. *Linke Seite:* Quantifizierung der NOS-III(eNOS)-Genexpression in normalem Herzmuskelgewebe und in Herzmuskelgewebe von herzinsuffizienten Patienten. Nach [21]. *Rechte Seite:* Northernblot der ecNOS-, COX-1- und GAPDH-mRNAs. Der Gehalt von COX-1- und ecNOS-mRNAs ist relativ zu GAPDH-mRNA in Gewebsproben normaler Tiere im Vergleich zu Tieren mit experimenteller Herzinsuffizienz erhöht. Nach [22]

Aktivität war assoziiert mit einer pathologisch veränderten Reaktion auf betaadrenerge Stimulation. Die NO-Synthese durch induzierbare NO-Synthase (NOS II) verstärkt also die durch Isoproterenol induzierbare Zunahme des Ausmaßes der Kontraktion in insuffizienten Herzen. Die Ergebnisse weisen zusammenfassend darauf hin, dass NO die linksventrikuläre Funktion bei Patienten mit chronischer Herzinsuffizienz moduliert. Die Beeinflussung der kardialen Synthese von NO durch die induzierbare NO-Synthase könnte also ein Ziel für die therapeutischen Interventionen bei diesen Patienten darstellen.

Eine verminderte Gen-Expression der vaskulären endothelialen NO-Synthase bei Herzinsuffizienz konnte auch von Smith [22] tierexperimentell nachgewiesen werden. Offenbar ist die mRNA von zwei für die Synthese von endothelabhängigen Vasodilatatoren wichtigen Enzymen bei experimentell induzierter Kardiomyopathie herunterreguliert. Die Abnahme der ecNOS-mRNA hat als Resultat eine Reduktion der ecNOS (endothelial Cell-NO-Synthase) zur Folge. Diese reduziert die NO-Produktion in vitro. Die gleichzeitige Abnahme der Cyclooxigenase (COX) ist nicht die Ursache für die reduzierte Produktion von NO, da COX-1 und ecNOS unabhängig voneinander reguliert werden. Dieses Experiment zeigt also, dass zwei unabhängig voneinander regulierte endotheliale vasodilatatorische Systeme im Zustand der Herzinsuffizienz abgeschwächt sind.

Chronische Veränderungen der lokalen Zirkulation können die EDRF/NO-vermittelte Vasodilatation beeinflussen [23, 24]. Das trifft nicht nur für periphere [23, 24], sondern auch für koronare Gefäße [25] zu. Eine langanhaltende Veränderung des Blutflusses kann also die Expression der EDRF/NO-vermittelten endothelabhängigen Dilatation regulieren. Für die Steigerung des intrakoronaren Blutflusses ist akutes oder chronisches Training ein physiologischer Stimulus [26]. Akute Belastung steigert den koronaren Blutfluss, die Flussgeschwindigkeit und verursacht dadurch eine Dilatation der epikardialen koronaren Arterien. Sessa und Mitarbeiter [27] untersuchten, ob chronisches Training einen Einfluss auf die Produktion von NO und die NOS-Genexpression in endothelialen Zellen besitzt. Tierexperimentell konnte Sessa nachweisen, dass chronisches Training die Freisetzung von NO in Koronararterien und Mikrogefäßen steigert und dass es zu einem spezifischen Anstieg der ecNOS-Genexpression in aortalen endothelialen Zellen kommt (Abb. 5). Fest steht auf Basis dieser Befunde, dass chronisches Training die acetylcholinstimulierte NO-Produktion in Koronararterien und Mikrogefäßen steigert und zu einer vermehrten ecNOS-Genexpression in endothelialen Zellen von Aorten führt. Die physiologische Bedeutung liegt möglicherweise in einer Abmilderung der Sympathikus bewirkten epikardialen arteriellen Vasokonstriktion während chronischen Trainings. Diese tierexperimentellen Befunde konnten in ihrer klinischen Relevanz auch in humanpharmakologischen Experimenten bei Patienten mit chronischer Herzinsuffizienz bestätigt werden [20]. Bei Patienten mit Herzinsuffizienz kann die reduzierte Durchblutung des Unterarmes durch physikalisches Training normalisiert werden [20]. Der günstige Effekt des Trainings beruht auf einer Verbesserung der endothelialen Funktion (Abb. 5).

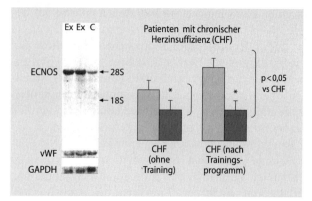

Abb. 5. *Linke Seite:* Northern-plot-Analysen zeigen, dass Training (Ex) die Genexpression der Endothelzell-NO-Synthase im Vergleich zu Kontrollen (C) induziert. Nach [27]). *Rechte Seite:* Training verbessert die periphere Hämodynamik bei Patienten mit Herzinsuffizienz. (Hellgraue Säulen Ausgangswert, dunkelgraue Säulen nach L-NMMA) vergleiche auch Abb. 3. Nach [20]

■ Oxidativer Stress und Herzinsuffizienz

Die NO-Bioverfügbarkeit ist abhängig von der NO-Produktion durch die eNOS einerseits und die Mechanismen der NO-Inaktivierung durch Superoxidanionen (Abb. 6) andererseits. Oxidativer Stress spielt eine bedeutende Rolle nicht nur bei der normalen Funktion von Herz- und Gefäßzellen, sondern insbesondere auch in der Pathogenese von Gefäßerkrankungen. Reaktive Sauerstoffverbindungen besonders Superoxid ($O_2^{-\bullet}$) und Wasserstoffperoxid (H_2O_2) sind wichtige Signalmoleküle in kardiovaskulären Zellen. Hauptquelle für die $O_2^{-\bullet}$-Radikale in Gefäßzellen ist die NADPH-/Xanthinoxidase. Abgebaut werden die reaktiven Sauerstoffverbindungen (ROS) durch antioxidative Enzyme, wie z. B. die Superoxiddismutase (SOD). Von den drei existierenden Formen der Superoxiddismutase ist die zytosolische Kupfer/Zink enthaltene Superoxiddismutase (Cu/Zn SOD) in endothelialen Zellen die wichtigste. Shear-Stress moduliert die endotheliale Zellfunktion sowohl akut als auch langfristig. Diese Modulation betrifft sowohl die endotheliale Zellmorphologie [28] als auch die veränderte Genexpression [29–37]. Chronischer Shear-Stress führt genauso wie ein vermehrter Blutfluss zu einer gesteigerten Expression der NO-Synthese in Endothelzellen und damit letztendlich zu einer erhöhten Kapazität des Endotheliums zur NO-Produktion [37, 38]. Die Bioverfügbarkeit von NO wird durch $O_2^{-\bullet}$ moduliert [39]. Die zytosolische Kupfer/Zink-Superoxiddismutase ist das wichtigste nicht mitochondriale Enzym zur Regulation der $O_2^{-\bullet}$-Konzentration. Tierexperimentell konnte nachgewiesen werden [40], dass Shear-Stress die Kupfer/Zink-Superoxiddismutase mRNA hochreguliert und damit die NO-Aktivität steigert (Abb. 7). In Analogie zu diesen Tierexperimenten konnte auch bei Patienten mit Herzinsuffizienz nachgewiesen werden [41], dass physisches Training die Expression der Cu/Zn-SOD steigert (Abb. 7).

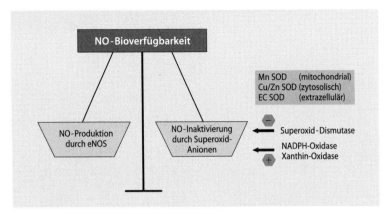

Abb. 6. Schematische Darstellung der NO-Bioverfügbarkeit als Gleichgewichtseinstellung zwischen NO-Produktion und NO-Inaktivierung

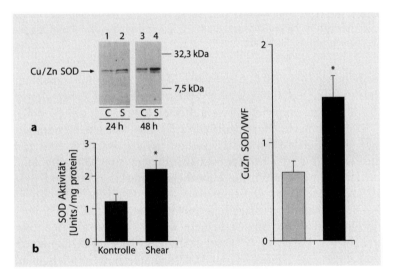

Abb. 7. *Linke Seite:* Modulation der Cu/Zn-Superoxid-Dismutase-Genexpression unter Shear-Stress-Bedingungen. Nach [40]. *Rechte Seite:* Einfluss eines Trainingsprogrammes auf die Expression der Cu/ZnSOD bei Patienten mit chronischer Herzinsuffizienz. Helle Säulen = vor Trainingsprogramm, dunkle Säulen = nach Trainingsprogramm. Nach [41]

Die Konzentration von Sauerstoffradikalen hängt aber nicht nur von der Aktivität der Superoxiddismutase (Abb. 6) sondern auch von der Aktivität der NADPH-Oxidase ab. Bauersachs konnte nachweisen [42], dass die NADH-abhängige vaskuläre Superoxidanionbildung ein wichtiger Mechanismus für die endothelialen Dysfunktionen bei der Herzinsuffizienz darstellt, da hierdurch die Inaktivierung von NO gesteigert wird und seine Bioverfügbarkeit letztendlich reduziert ist. Diese Befunde sind daher von besonderer

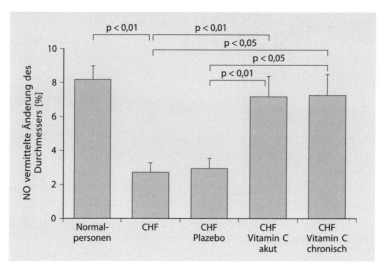

Abb. 8. NO-vermittelte Vasodilatation bei Patienten mit Herzinsuffizienz. Wirkungen einer akuten und chronischen Behandlung mit Vitamin C auf Änderungen des flussabhängigen NO-vermittelten Gefäßdurchmessers. Nach [44]

Bedeutung [43], da sie erstmalig zeigen, dass eine erhebliche endotheliale Dysfunktion unabhängig von einer vermehrten Expression der eNOS und der löslichen Guanylatcyclase auftreten kann.

Die chronische Herzinsuffizienz ist also mit einer endothelialen Dysfunktion assoziiert. Wenn die Hypothese richtig ist, dass eine gesteigerte Sauerstoffradikalbildung bei der Herzinsuffizienz die Bioverfügbarkeit von NO reduziert und hierdurch die endotheliale Funktion beeinträchtigt, müsste eine antioxidative Therapie beispielsweise mit Vitamin C die Situation verbessern können. Unsere Arbeitsgruppe untersuchte den Einfluss einer Vitamin-C-Gabe [44] als antioxidatives Prinzip auf die flussabhängige Dilatation bei Patienten mit chronischer Herzinsuffizienz. Die Experimente zeigten, dass die flussabhängige Dilatation der Unterarmarterie bei Patienten mit chronischer Herzinsuffzienz gegenüber Normalpersonen in dem NO-vermittelten Anteil reduziert ist (Abb. 8). Der NO-vermittelte Anteil flussabhängiger Dilatation kann sowohl durch die akute intraarteriale Gabe von Vitamin C als auch nach 4-wöchiger oraler Therapie normalisiert werden (Abb. 8). Eine derartige Veränderung wurde bei der Kontrollgruppe nicht beobachtet. Diese Untersuchungen bestätigen die Beobachtung, dass die Herzinsuffizienz mit einer vermehrten Bildung von Sauerstoffradikalen assoziiert ist. Diese führt zu einer Veränderung des endothelabhängigen vasomotorischen Tonus. Diese Befunde stimmen mit den günstigen Effekten einer Vitamin-C-Gabe auf die endothelvermittelte vaskuläre Reaktion bei Patienten mit koronarer Herzkrankheit, Diabetes mellitus oder bei chronischen Rauchern überein.

Die gestörte flussabhängige endothelvermittelte Vasodilatation bei Patienten mit chronischer Herzinsuffizienz ist zumindest teilweise das Ergebnis einer

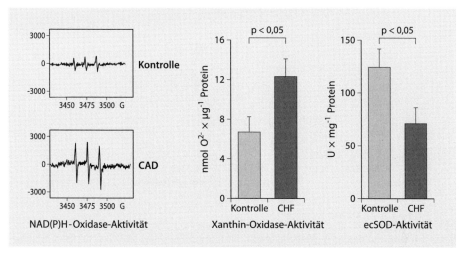

Abb. 9. Vergleich der oxidativen und antioxidativen enzymatischen Systeme bei Patienten mit koronarer Herzkrankheit und Herzinsuffizienz. Nach [48, 49, 50]

verminderten Bioverfügbarkeit von NO in Folge des verstärkten Abbaus durch Sauerstoffradikale. Wir untersuchten die Aktivität der extrazellulären Superoxiddismutase (ecSOD) einerseits und der Xanthinoxidase andererseits bei Patienten mit chronischer Herzinsuffizienz im Stadium NYHA III. Die extrazelluläre Superoxiddismutase ist das wichtigste vaskuäre antioxidative Enzym und die Xanthinoxidase ist ein potentes Sauerstoffradikale produzierendes Enzym. Die 14 Patienten mit chronischer Herzinsuffizienz wurden verglichen mit 10 Kontrollpersonen. Die Patienten standen unter Therapie mit Digitalis, ACE-Inhibitoren und Diuretika. 7 Patienten erhielten außerdem Betablocker. Die ecSOD wird durch eine Heparinbolusinjektion rasch vom Endothel ins Plasma ausgeschüttet. Hierdurch ist es möglich, die endothelgebundene ecSOD-Aktivität beim Menschen in vivo zu messen. Auch die Xanthinoxidase wird nach Injektion von Heparin rasch ins Plasma ausgeschüttet. Die Bestimmung von Xanthinoxidase und der ecSOD ist also in vivo möglich [45, 46, 47].

Die Ergebnisse unserer Untersuchungen [48, 49, 50] lassen sich wie folgt zusammenfassen:

- Die Aktivität der extrazellulären Superoxiddismutase, also dem wichtigsten vaskulären antioxidativen Enzym ist bei Patienten mit koronarer Herzkrankheit erheblich reduziert (Abb. 9). Diese verminderte ecSOD-Aktivität ist sehr eng korreliert mit einer Störung der endothelabhängigen Vasodilatation (Abb. 10) bei Patienten mit chronischer Herzkrankheit. Daraus kann man schließen, dass eine reduzierte ecSOD-Aktivität an der Entwicklung endothelialer Dysfunktion bei diesen Patienten beteiligt ist (Abb. 9, 10).
- Ferner ist die Aktivität des radikalproduzierenden Enzyms Xanthinoxidase bei Patienten mit chronischer Herzinsuffizienz um 200% gesteigert (Abb. 9) und ist umgekehrt korreliert zur endothelabhängigen Vasodilatation.

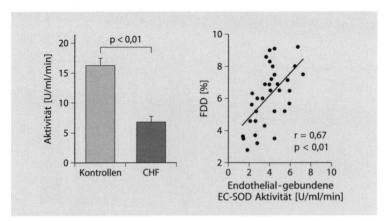

Abb. 10. Vergleich der Bioaktivität endothelial gebundener ecSOD-Bioaktivität bei Patienten mit Herzinsuffizienz und gesunden Kontrollgruppen (linke Seite) Beziehung zwischen der EC-SOD-Aktivität und der NO-vermittelten Vasodilatation (rechte Seite). Nach [48, 49]

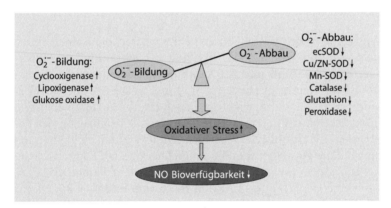

Abb. 11. Schematische Darstellung einer verminderten NO-Bioverfügbarkeit durch Imbalance zwischen $O_2^{\bullet-}$-Produktion und -Abbau

- Schlussendlich hat sich gezeigt, dass der günstige Effekt einer antioxidativen Gabe von Vitamin C auf die endothelabhängige Vasodilatation bei Patienten mit niedriger ecSOD-Aktivität und hoher Xanthinoxidase-Aktivität größer ist. Hieraus kann der Schluss gezogen werden, dass sowohl eine reduzierte ecSOD- als auch eine erhöhte Xanthinoxidase-Aktivität zum angestiegenen vaskulären oxidativen Stress bei Patienten mit Herzinsuffizienz beitragen.

Es ist aus den vorgenannten Befunden deutlich geworden, dass die endotheliale Dysfunktion, ausgelöst durch oxidativen Stress bzw. die dadurch bewirkte reduzierte NO-Bioverfügbarkeit, eine Schlüsselfunktion für die chronische Herzinsuffizienz besitzt (Abb. 11, 12, 13). Die zur Diagnostik einer endothelialen

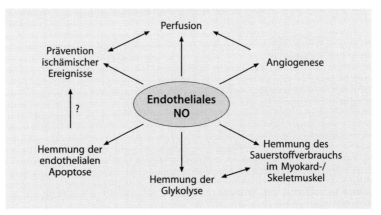

Abb. 12. Wirkungen von endothelialem NO auf biochemische, physiologische, pathologische und prognostische Faktoren des Gefäßsystemes

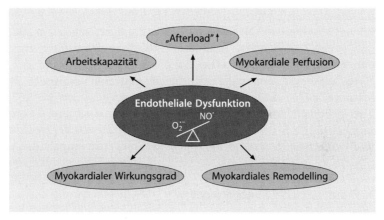

Abb. 13 Mögliche pathophysiologische Konsequenzen einer endothelialen Dysfunktion bei Patienten mit chronischer Herzinsuffizienz. Nach [48]

Dysfunktion zur Verfügung stehenden Methoden sind allerdings derzeit spezialisierten Herzkatheter-Laboratorien bzw. -Zentren mit validierten hämodynamischen Messverfahren vorbehalten. Es wird also darauf ankommen, Methoden – am besten laboratoriumsmedizinischer Art – zu finden, die geeignet sind, das Ausmaß der endothelialen Dysfunktion sicher zu erfassen. Von dem endogenen NO-Synthase-Inhibitor (Abb. 14), dem asymmetrischen Dimethylarginin (ADMA) ist bekannt, dass er eine Beziehung zur gesteigerten kardiovaskulären Morbidität und Mortalität und zur Progression von renalen Erkrankungen besitzt. Experimentell konnte gezeigt werden [51], dass eine systemische Infusion von ADMA eine leichte Abnahme des Cardiac-output bewirkt. Dieses führt zu einer vergleichbaren Abnahme des effektiven renalen Plasmaflusses, während der systemische vaskuläre Widerstand und der Blutdruck dosisabhängig steigt.

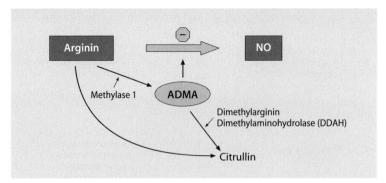

Abb. 14. Biochemie der Hemmung endogener NO-Synthase durch asymmetrisches Dimethylarginin (ADMA). Vergl. auch Abb. 2

Für die Atherosklerose ist die Hyperhomocysteinämie ein Risikofaktor, der mit der endothelialen Dysfunktion assoziiert ist. Als möglicher Mechanismus für die endotheliale Dysfunktion bei der Hyperhomocysteinämie wird eine gestörte Bioverfügbarkeit von NO als mögliche sekundäre Folge einer Akkumulation des endogenen NO-Synthase-Inhibitor ADMA bei gleichzeitig angestiegenem oxidativen Stress diskutiert. Die Gabe von L-Arginin kann bei Patienten mit Hyperhomocysteinämie die endotheliale Funktion verbessern. Der günstige Effekt von PETN* auf die ADMA konnte nachgewiesen werden [52]. Dieses hat in Therapieempfehlungen [53, 54] dazu geführt, dass eine Therapie mit PETN möglich ist, ohne dass eine für die übrigen Nitrate zur Vermeidung von Toleranz und oxidativem Stress notwendige Therapiepause eingehalten werden muss.

Prognostische Konsequenzen

Endothelfunktion und Belastbarkeit

Der günstige Effekt des Trainings isolierter Muskelgruppen auf hämodynamische Parameter peripherer Gefäße und seine Beziehung zur endothelialen Dysfunktion ist mehrfach beschrieben. Unklar war, ob systemisches „Fitness-Training" bei Patienten mit Herzinsuffizienz nicht nur die endotheliale Dysfunktion in peripheren die Skelettmuskulatur versorgenden Gefäßen normalisiert, sondern ob die trainingsbedingten Änderungen der endothelialen Funktion auch assoziiert sind mit Änderungen der maximalen Belastungstoleranz. Der günstige Effekt eines entsprechenden Trainingsprogrammes konnte von Hambrecht und Mitarbeitern [55] nachgewiesen werden. In einer prospektiven randomisierten Studie wurden 20 männliche Patienten mit Herzinsuffizienz (NYHA II/III) untersucht. Die Effekte eines 6-monatigen Trainingsprogrammes lassen sich wie folgt zusammenfassen:

---

* Handelsname Pentalong®

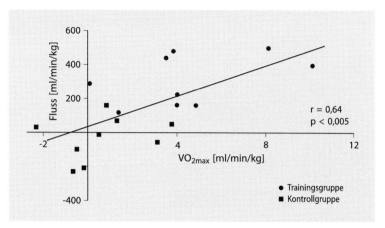

Abb. 15 Beziehung zwischen Verbesserung der endothelialen Funktion und der maximalen Sauerstoffaufnahme durch ein maßgeschneidertes Trainingsprogramm bei Patienten mit Herzinsuffizienz. Nach [55]

- Regelmäßiges (aerobes) Training verbessert die endothelabhängige arterioläre Vasodilatation der peripheren Gefäße bei Patienten mit Herzinsuffizienz.
- Regelmäßiges Training steigert die basale NO-Bildung in Widerstandsgefäßen
- Das Trainingsprogramm hat keinen Effekt auf die endothelunabhängige arterioläre Vasodilatation

Neben diesen hämodynamischen Effekten konnte gleichzeitig eine Änderung der Sauerstoffaufnahme nachgewiesen werden. Es besteht eine enge Korrelation (Abb. 15) zwischen der durch das 6-monatige Trainingsprogramm bewirkten Verbesserung der endothelialen Funktion und der maximalen Sauerstoffaufnahme. Die Etablierung eines individuell maßgeschneiderten Trainingsprogrammes für Patienten mit chronischer Herzinsuffizienz ist also in der Lage, die deletären Effekte einer endothelialen Dysfunktion rückgängig zu machen, also insbesondere den angestiegenen peripheren Widerstand und die verminderte Sauerstoffaufnahme zu verbessern. Hierdurch kommt es zu einer Verbesserung des Schlüsselsymptomes bei Patienten mit chronischer Herzinsuffizienz, der fehlenden Arbeitskapazität.

Endothelfunktion und Remodelling

Im Verlauf einer chronischen Herzinsuffizienz kommt es zu einer kompensatorischen ventrikulären Hypertrophie. Durch diese Hypertrophie wird der Cardiac-output auch unter pathologischen Bedingungen aufrechterhalten. Andererseits ist die Hypertrophie oft Vorläufer einer Dekompensation, die über Herzinsuffizienz dann zum plötzlichen Herztod führt [56]. NO wirkt

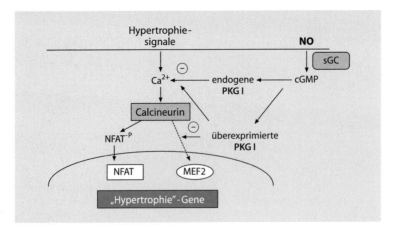

Abb. 16. Hemmung der Calcineurin-NFAT-Hypertrophie durch einen cGMP-abhängigen Proteinkinase-Typ-I-Signalprozess in kardialen Myozyten. Nach [57]

über cGMP und die cGMP-abhängige Proteinkinase Typ I als negativer Regulator für die Entwicklung einer Hypertrophie kardialer Myozyten. In tierexperimentellen Untersuchungen konnte unsere Arbeitsgruppe die Einzelheiten dieses Mechanismus aufklären (Abb. 16). PKG I hemmt die Hypertrophie kardialer Myozyten. Calcineurin bewirkt eine Hypertrophie zumindest teilweise über Aktivierung des NFAT-Transskriptionsfaktor, welcher die Expression hypertrophisch wirkender Gene (einschl. des natriuretischen Peptides BNP) induziert.

Die Aktivierung von PKG I durch NO/cGMP in Kardiomyozyten suprimiert die NFAT-transskriptionale Aktivität, die BNP-Induktion und so die Zunahme des Zellvolumens als Antwort auf eine Alpha-1-Adrenorezeptor-Stimulation.

Zusammenfassend zeigen die Daten [57], dass NO und cGMP über eine Aktivierung der PKG I die über Calcineurin-NFAT auf die Kardiomyozyten hypertrophisch wirkenden Signale inhibieren können. Die Daten eröffnen ein neues Verständnis über das komplexe Zusammenspiel der NO-/cGMP-/PKG-I- und Calcineurin-NFAT-Signalwege und sind eine viel versprechende Basis für das Verständnis, wie NO eine Hypertrophie von Kardiomyozyten inhibieren kann.

Nach einem Myokardinfarkt wird der Gewebsschaden durch Prozesse des ventrikulären Remodellings repariert. Das Remodelling findet sowohl in der Randzone des infarzierten Gebietes als auch in Myokardabschnitten statt, die von der Infarktzone entfernt sind. Diese Adaptationsmechanismen verursachen die linksventrikuläre Dilatation, die Hypertrophie der Myozyten und die intertitielle myokardiale Fibrose. Andererseits führt ein progressives Remodelling des linken Ventrikels nach Myokardinfarkt zu einer Störung der kontraktilen Funktion. Diese ist assoziiert mit einer erhöhten Morbidität und Mortalität. Eine vernünftige Begrenzung ventrikulären Remodellings nach Myokardinfarkt kann damit bei Patienten die Inzidenz von Herzinsuffizienz senken

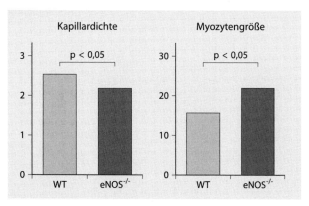

Abb. 17. Wirkung der eNOS auf die Kapillardichte (linke Hälfte) und Myozyten (rechte Hälfte) bei Wildstämmen und eNOS$^{-/-}$-Mäusen. Nach [63]

und die Überlebensrate verbessern. Der Prozess des ventrikulären Remodellings kann durch NO in vielfältiger Weise moduliert werden. Klinische Studien konnten zeigen, dass eine Langzeitbehandlung mit Nitraten das linksventrikuläre Remodelling nach Myokardinfarkt begrenzt [59]. NO bewirkt nicht nur eine systemische vaskuläre Relaxation [59] und reduziert dadurch das kardiale Preload und Afterload, sondern führt auch zu einer angestiegenen Angiogenese [60], einer verminderten kardialen Fibrose [61], sowie einer verminderten Angiotensin-II-induzierten Hypertrophie kardialer Myozyten [62]. Unsere Arbeitsgruppe konnte in tierexperimentellen Untersuchungen [64] nachweisen, dass die linksventrikuläre Dysfunktion und der Prozess des Remodellings durch die Anwesenheit von NOS III reguliert wird. 28 Tage nach Myokardinfarkt nahm die Kapillardichte in den kongenital NOS-III-defizienten (NOS-III$^{-/-}$) Tieren im Vergleich zu den normalen Wildstämmen (WT) ab (Abb. 17). Andererseits war 28 Tage nach experimenteller Myokardischämie die Myozytengröße in den NOS-III$^{-/-}$-Tieren gegenüber den Wildstämmen statistisch signifikant erhöht. Sichtlich unterliegen die Myozyten von NOS-III$^{-/-}$-Mäusen einer konzentrisch und exzentrischen Hypertrophie. Hieraus ist zu schließen, dass NOS III eine Rolle spielt beim linksventrikulären Remodelling.

Endothelfunktion und Mortalität

Die endotheliale NO-Synthase limitiert aber nicht nur das linksventrikuläre Remodelling sondern beeinflusst auch die Überlebenszeit nach experimentellem Myokardinfarkt (Abb. 18).

Zusammenfassend demonstrieren die dargestellten Ergebnisse die Bedeutung der NOS III für die Limitierung linksventrikulärer Dilatation, Dysfunktion und Hypertrophie. Hieraus lassen sich neue Strategien für die Prävention des die Prognose ungünstig beeinflussenden Prozesses von linksventrikulärem Remodelling bei Patienten nach Myokardinfarkt entwickeln.

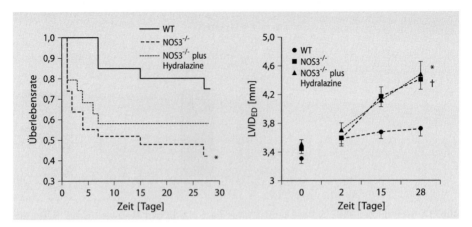

Abb. 18. Limitierung des linksventrikulären Remodellings durch die endotheliale NO-Synthase und die Überlebensrate nach Myokardinfarkt im Tierexperiment. Nach [63]

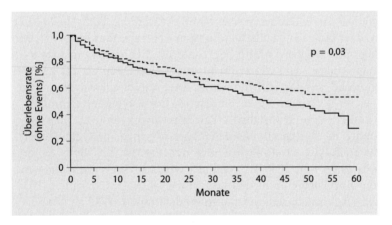

Abb. 19. Effekt einer Genvariante (Asp^{298}) der endothelialen NO-Synthase auf die Überlebensrate bei Patienten mit chronischer Herzinsuffizienz. Durchgezogene Linie: Patienten mit Asp^{298} Genotyp. Gestrichelte Linie: Glu^{298} Homozygote. Nach [66]

Die NOS III zeigt beim Menschen einen genetischen Polymorphismus [64, 65]. Der Asp^{298}-veränderte Genotyp hat eine kürzere Halbwertzeit in endothelialen Zellen. Unter der Annahme, dass die NOS III eine wichtige Rolle spielt bei der Prognose und Symptomatologie der Herzinsuffizienz wurde in einer klinischen Untersuchung die Bedeutung des Asp^{298}-veränderten Genotyps der NOS auf das Überleben von Patienten mit chronischer Herzinsuffizienz untersucht [66]. In die Untersuchung konnten 469 Patienten mit einer linksventrikulären Ejektionsfraktion < 0,45 aufgenommen werden.

Endpunkt der Untersuchung war entweder eine notwendige Herztransplantation oder Tod. Die Studie konnte nachweisen (Abb. 19), dass das Vorhandensein des NOS-III-Asp^{298}-Genotyps mit einer geringeren eventfreien

Überlebenszeit verbunden ist. Darüber hinaus scheint dieser Genotyp auch die Schwere der Herzinsuffizienz zu beeinflussen. Die Patienten mit diesem Genotyp hatten eine deutlich geringere maximale Sauerstoffaufnahme und tendierten in eine höhere NYHA-Klasse.

Therapeutische Konsequenzen

Die hier vorgestellten Befunde belegen unstrittig, dass die endotheliale Dysfunktion auch im Zusammenhang mit der Herzinsuffizienz eine schlechte Prognose signalisiert. Insbesondere ist der Einwand überwunden, dass die endotheliale Dysfunktion nur bei der koronaren Herzkrankheit eine Rolle spielt. Pathophysiologisch scheint der verstärkte Abbau und die Inaktivierung von Stickstoffmonoxid entscheidend zu sein. Der oxidative Stress gewinnt die Oberhand. Das ist letztendlich die stark simplifizierende Zusammenfassung von höchst komplexen Reaktionsketten. Diese endothelialen Mechanismen beeinflussen aber nicht nur die Leistungskapazität, sondern auch den Umstrukturierungsprozess des Ventrikels (Remodelling) und damit auch die Prognose. Von höchster Bedeutung ist jedoch, dass die Prognose sich verbessert, wenn es gelingt, den biochemischen Schaden des oxidativen Stresses einzudämmen. Dieses ist durch körperliches, individuell maßgeschneidertes Training möglich. Pharmakologisch können zur Reduktion der exzessiven Sauerstoffradikal-Produktion eingesetzt werden: ACE-Hemmer, Statine oder auch Nitrate ohne Toleranzphänomene. Statine senken die LDL-Konzentration. Dadurch vermindert sich die durch LDL-Oxidation bedingte Sauerstoffradikalbildung. Sie stimulieren ferner die NOS-Expression und erhöhen so die NO-Bioverfügbarkeit. ACE-Inhibitoren beeinflussen das vaskuläre NO-System über einen Bradykinin-vermittelten Mechanismus.

Während das GTN mit Sicherheit zu einer vermehrte Produktion von Sauerstoffradikalen führt, scheint PETN auch unter klinischen Bedingungen keinen negativen Einfluss auf die Endothelfunktion zu besitzen.

Danksagung

An der Zusammenstellung der präsentierten Befunde waren beteiligt:
- Burkhard Hornig
- Naoshi Arakawa
- Stephan Spieckermann
- Ulf Landmesser
- Christoph Kohler
- Daniel Hausmann

Literatur

1. Furchgott RF, Zawadzki JV (1980) The obligatory role of endothelial cells in the relaxation of arterial smooth muscle by acetylcholine. Nature 288:373–382
2. Moncada S, Palmer RMJ, Higap EA (1988) The discovery of nitric oxide as the endogenous nitrovasoddilator. Hypertension 12:365–372
3. Griffith TM, Lewis MJ, Neuby AL, Henderson AH (1988) Endothelium-derived relaxing factor. J Am Coll Cardiol 12:797–806
4. Vanhoutte PM (1989) Endothelium and control of vascular function: State of the art lecture. Hypertension 13:658–667
5. Palmer RMJ, Ferrige AG, Moncada S (1987) Nitric oxide release accounts for the biological activity of endothelium-derived relaxing factor. Nature 327:524–526
6. Konishi M, Su C (1983) Role of endothelium in dilator responses of spontaneously hypertensive rat arteries. Hypertension 5:881–886
7. Luscher TF (1990) Imbalance of endothelium-derived relaxing and contractring factors: a new concept in hypertension? Am Hypertens 3:317–330
8. Coene MC, Herman AG, Jordaens F, Van Hove C, Verbeuren TJ, Zinnekeyn L (1985) Endothelium-dependent relaxations in isolated arteries of control and hypercholesterolemia rabbits. Br J Pharmacol 85:267P
9. Shimokawa H, Vanhoutte PM (1988) Dietary cod liver oil improves endothelium-dependent responses in hypercholesterolemic and atherosclerotic porcine coronary arteries. Circulation 78:1421–1430
10. Selke RW, Armstrong ML, Harrison DG (1990) Endothelium-dependent vascular relaxation is abnormal in the coronary microcirculation of atherosclerotic primates. Circulation 81:1586–1593
11. Ontkean MT, Gay RG, Lewis HS, Greenberg BH (1989) Diminished endothelium-derived relaxing factor (EDRF) activity in heart failure. Circulation 80 (Supp. II):II–436
12. Kaiser L, Spickard RC, Olivier NB (1989) Heart failure depresses endothelial cell-dependent relaxation to acetylcholine in canine femoral artery. Am J Physiol 256:H962–H967
13. Lüscher TF, Diederich D, Siebennan R, Lehmann K, Stulz P, von Segesser L, Yang Z, Turina M, Gradel E, Weber E, Buhler FR (1986) Difference beween endothelium-dependent relaxation in arterial and in venous coronary bypass grafts. N Engl J Med 315:1046–1051
14. Forstermann U, Mugge A, Alheid U, Haverich A, Frolich JC (1988) Selective attenuation of endothelium-mediated vasodilation in atherosclerotic human coronary arteries. Circ Res 62:185–190
15. Lüscher TF, Cooke JP, Houston DS, Deves RJ, Vanhoutte PM (1987) Mayo Clin Proc 62:601–606
16. Greenberg B, Rhoden K, Bernes PJ (1987) Endothelium-dependent relaxation of human pulmonary arteries. Am J. Physiol 252:H434–H438
17. Kubo SH, Rector TS, Bank AJ, Wiliams RA, Heifetz SM (1991) Endothelium-Dependent Vasodilation is attenuated in Patients with Heart Failure. Circulation 84:1589–1596
18. Drexler H, Hayoz D, Münzel Th, Hornig B, Just H, Brunner HR, Zelis R (1992) Endothelial Function in chronic congestive Heart Failure. Am J Cardiol 69:1596–1601
19. Katz SD, Biasucci L, Sabba C, Strom JA, Jondeau GJ, Galvano M Salomon S, Nicolic SD, Forman R, Le Jentel TH (1992) Impaired Enothelium-mediated Vasodilation in the Peripheral vasculature of Patients with Congestive Heart Failure. J Am Coll Cardiol 19:918–925

20. Hornig B, Maier V, Drexler H (1996) Physical Training improvess Endothelial Function in Patients with chronic Heart Failure. Circulation 93:210–214
21. Drexler H, Kästner S, Strobel A, Studer R, Brodde O, Hasenfuß G (1998) Expression, Activity and Functional Significance of Inducible Nitric oxide Synthase in the Failing Human Heart. J Am Coll Cardiol 32:955–963
22. Smith CJ, Sun D, Hoegler C, Roth BS, Zhang X, Zhao G, Xu XB, Kubari Y, Pritchard K, Sessa WC, Hintze TH (1996) Reduced Gene Expression of Vascular Endothel NO Synthase and Cyclooxygenase-1 in Heart Failure. Circulation Research 78:85–64
23. Miller VM, Aarhus LL, Vanhoutte PM (1996) Modulation of endothelium-dependent responses by chronic alterations of blood flow. Am J Physiol 251:H510–H527
24. Miller VM, Vanhoutte PM (1988) Enhanced release of endothelium-derived relaxing factor by chronic increases in blood flow. Am J. Physiol 255:H446–H451
25. Wang J, Yu XB, Wolin MS, Hintze TH (1990) Enhanced flow-dependent endothelium-derived dilation of large coronary artery by chronic ventricular pacing in conscious dogs. Circulation 82 (Suppl III):III-345. Abstract
26. Van Citters RL, Franklin D (1969) Cardiovascular performance of Alaska sled dogs during exercise. Circ Res 24:33–42
27. Sessa WC, Pritchard K, Seyedi N, Wang J, Hintze TH (1994) Chronic Exercise in Dogs Increases Coronary Vascular Nitric Oxide Produktion and Endothelial Cell Nitric Oxide Synthase Gene Expression. Circulation Research 74:349–353
28. Levesque MJ, Nerem RM (1985) The elongation and orientation of cultured endothelial cells in response to shear stress. J Biomech Eng 107:341–347
29. Hsieh HJ, Li NQ, Frangos JA, (1992) Shear-induced platelet-derived growth factor gene expression in human andothelial cells is mediated by protein kinase C. J Cell Phasiol 150:552–558
30. Ohno M, Cooke J, Dzau V, Gibbons G (1995) Fluid shear stress induces endothelial transforming growth factor beta-1 transcription and production. J Clin Invest 95:1363–1369
31. Nagel T, Resnick N, Atkinson W, Dewey C, Gimbrone M (1994) Shear stress selectively upregulated intercellular adhesion molecule-1 expression in cultured human vascular endothelial cells. J Clin Invest 94:885–891
32. Malek A, Greene A, Izumo S (1993) Regulation of endothelin 1 gene by fluid shear stress is transcriptionally mediated and independent of protein kinase C and cAMP. Proc Natl Acad Sci USA 90:5999–6003
33. Diamond S, Eskin S, McIntire L (1989) Fluid flow stimulates tissue plasminogen activator secretion by cultured human endothelial cell. Science 243:1483–1485
34. Shyy Y, Hsieh H, Usami S, Chien S (1994) Fluid shear stress induces a biphysic response of human monocyte chemotactic protein 1 gene expression in vascular endothelium. Proc Natl Acad Sci USA 91:4678–4682
35. Malek AM, Jackman R, Rosenberg RD, Izumo S (1994) Endothelial expression of thrombomodulin is reversibly regulated by fluid shear stress. Circ Res 74:852–860
36. Yoshizumi M, Kurihara H, Suguyama T, Takaku F, Yanagisawa M, Masaki T, Yazaki Y (1989) Hemodynamic shear stress stimulates endothelin production by cultured endothelial calls. Biochem Biophys Res Commun 161:859–864
37. Nishida K, Harrison DG, Navas JP, Fisher AA, Dockery SP, Uematsu M, Nerem RM, Alexander RW, Murphy TJ (1992) Molecular cloning and characterization of the constitutive bovine aortic endothelial cell nitric oxide synthase. J Clin Invest 90:2092–2096

38. Uematsu M, Ohara Y, Navas JP, Nishida K, Murphy TJ, Alexander RW, Nerem RM, Harrison DG (1995) Regulation of endothelial cell nitric oxide synthase mRNA expression by shear stress. Am J Physiol 269:C1371–1378
39. Munzel T, Sayegh H, Freeman BA, Tarpey MM, Harrison DG (1995) Evidence for enhanced vascular superoxide anion production in nitrate tolerance: a novel mechanism underlying tolerance and cross-tolerance. J Clin Invest 95:187–194
40. Inoue N, Ramasamy S, Fukai T, Nerem RM, Harrison DG (1996) Shear Stress Modulates Expression of Cu/Zn Superoxide Dismutase in Human Aortic Endothelial Cells. Circulation Research 79:32–37
41. Ennezat PV, Malendowicz SL, Testa M, Colombo PC, Cohen-Solal A, Evans T, Le Jentel T (2001) Physical Training in Patients with Chronic Heart Failure Enhances the Expression of Genes Encoding Antioxidative Enzymes. J Am Coll Cardiol 38:194–198
42. Bauersachs J, Bouloumié A, Fraccarollo D, Hu K, Busse R, Ertl G (1999) Endothelial Dysfunction in Chronic Myocardial Infarction Despite Increased Vascular Endothelial Nitric Oxide Synthase and Soluble Guanylate Cyclase Expresssion. Circulation 100:292–298
43. Münzel T, Harrison DG (1999) Increased Superoxide in Heart Failure. Circulation 100:216–218
44. Hornig B, Arakawa N, Kohler C, Drexler H (1998) Vitamin C Improves Endothelial Function of Conduit Arteries in Patients With Chronic Heart Failure. Circulation 97:363–368
45. Oyanagui Y (1984) Reevaluation of assay methods and establishment of kit for superoxide dismutase activity. Anal. Biochem 142:290–296
46. Dikalov S, Skatchkov M, Bassenge E (1997) Spin trapping of superoxide radicals and peroxynitrite by 1-hydroxy-3-carboxy-pyrrolidine and 1-hydroxy-2,2,6, 6-tetramethyl 4-oxo-piperidine and the stability of corresponding nitroxyl radicals towards biological reductants. Biochem Biophys Res Commun 231:701–704
47. Dikalov S, Fink B, Skatchkov M, et al (1999) Comparison of glyceryl trinitrate-induced with pentaerithrityl tetranitrate-induced in vivo formation of superoxide radicals: effect of vitamin C. Free Radic Biol Med 27:170–176
48. Landmesser U, Spiekermann St, Dikalov S, Tatge H, Wilke R, Kohler C, Harrison DB, Hornig B, Drexler H (2002) Vascular Oxidative Stress and Endothelial Dysfunction in Patients with Chronic Heart Failure. Circulation 106:3073
49. Spiekermann St, Landmesser U, Dikalov S, Bredt M, Gamez G, Tatge H, Reepschläger N, Hornig B, Drexler H, Harrison DG (2003) Elektron Spin Resonance Charakterization of Vascular Xanthine and NAD(P)H Oxidase Activity in Patients With Coronary Artery Disease. Circulation 107:1383
50. Landmesser U, Merten R, Spiekermann St, Büttner K, Drexler H, Hornig B (2000) Vascular Extracellular Superoxide Dismutase Activity in Patients With Coronary Artery Disease. Circulation 101:2264
51. Kielstein JT, Impraim B, Simmel S, Bode-Böger St, Tsikas D, Frölich JC, Hoeper MM, Haller H, Fliser D (2004) Cardiovaskular Effects of Systemic Nitric Oxide Synthase Inhibition With Asymmetrical Dimethylarginine in Humans. Circulation 109:172–177
52. Keimer R, Stutzer FK, Tsikas D, Troost R, Gutzki F-M, Frölich JC (2003) Lack of oxidative stress during sustained therapy with isosorbide dinitrate and pentaerithrityl tetranitrate in healthy humans: A randomized, double-blind crossover study. J Cardiovasc Pharmacol 41:284–292

53. Arzneimittelkommission der deutschen Ärzteschaft (2003) Arzneiverordnungen: Empfehlungen zur rationalen Pharmakotherapie. Deutscher Ärzteverlag, Köln 20. Aufl.
54. Arzneimittelkommission der deutschen Ärzteschaft (2004) Empfehlungen zur Prophylaxe und Therapie der stabilen koronaren Herzkrankheit. Arzneiverordnungen in der Praxis, Band 31 (Sonderheft 1)
55. Hambrecht R, Fiehn E, Weigle C, Gielen St, Haman C, Kaiser R, Yu J, Adams V, Niebauer J, Schuler G (1998) Regular Physical Exercise Corrects Endothelial Dysfunction and Improves Exercise Capacity in Patients With Chronic Heart Failure. Circulation 98:2709–2715
56. Mann DL (1999) Circulation 100:999–1008
57. Fiedler B, Lohmann SM, Smolenski A, Linnemüller St, Pieske B, Schröder F, Molkentin JD, Drexler H, Wollert KC (2002) Inhibition of calcineurin-NFAT hypertrophy sinaling by cGMP-dependent protein kinase type I in cardiac myocytes. PNAS 99 (17):11363–11368
58. Gruppo Ilaiano per lo Studio della Sopravvivenza nell'infarto Miocardico: GISSI-3 (1994) Effects of lisinopril and transdermal glyceryl trinitrate singly and together on 6-week mortality and ventricular function after acute myocardial infarction. Lancet 343:1115–1122
59. Furchgott RF, Zawadzki JV (1980) The obligatory role of endothelial cells in the relaxation of arterial smooth muscel by acetylcholine. Nature 288:373–376
60. Murohara T, Asahara T, Silver M, et al (1998) Nitric oxide synthase modulates angiogenesis in response to tissue ischemia. J Clin Invest 101:2567–2578
61. Kim NN, Villegas S, Summerour SR, et al (1999) Regulation of cardiac fibroblast extracellular matrix production by bradykinin and nitric oxide. J Mol Cell Cardiol 31:457–466
62. Ritchie RH, Schiebinger RJ, LaPointe MC, et al (1998) Angiotensin II-induced hypertrophy of adult rat cardiomyocytes is blocked by nitric oxide. Am J Physiol 275:H1370–H1374
63. Scherrer-Crosbie M, Ullrich R, Bloch KD, Nakajima H, Nasseri B, Aretz HT, Lindsey ML, Vancon A-C, Huang PL, Lee RT, Zapol WM, Picard MH (2001) Endothelial Nitric Oxide Synthase Limits Left Ventricular Remodeling After Myocardial Infarction in Mice. Circulation 104:1286
64. Marsden PA, Hen HH, Scherer SW, et al (1993) Structure and chromosomal localization of the human constitutive endothelial nitric oxide synthase gene. J Bio Chem 268:17478–17488
65. Tesauro M, Thompson WC, Rogliani P, et al (2000) Intracellular processing of endothelial nitric oxide synthase isoforms associated with differences in severity of Cardiopulmonary diseases: cleavage of proteins with aspartate vs. glutamate at position 298. Proc Natl Acad Sci USA 97:2832–2835
66. Mc Namara CM, Holubkov R, Postava L, Ramani R, Janosko K, Mathier M, Mc Glowan GA, Murali S, Feldman A, London B (2003) Effect of the Asp^{298} Variant of Endothelial Nitric Oxide Synthase on Survival for Patients With Congestive Heart Failure. Circulation 107:1598

2 PETN-Forschung 1993–2003

H. T. Schneider, D. Stalleicken

■ Forschungstradition von Pentaerithrityltetranitrat (PETN*)

Pharmakologischer Kenntnisstand vor 1993

Die PETN-Forschung hat naturgemäß nicht erst im Jahre 1993 begonnen. Beginnend mit dem Jahr 1993 kam es aber aus verschiedenen Gründen zu einer Renaissance der PETN-Forschung. Zunächst einmal war es wichtig, das vorhandene Datenmaterial zusammenzustellen und einem bewertendem Review zu unterziehen. Das von Noack 1992 [1] zusammengestellte und bewertete Material zur basalpharmakologischen Datenlage lässt sich wie folgt zusammenfassen:
- PETN zeigt die typischen basalpharmakologischen Nitrateffekte (e.g. cGMP)
- PETN ist ein Mehrkomponentennitrat
- PETN zeigt in therapeutischen Dosierungen keine Toleranzphänomene, da die Toleranzschwelle erst bei einer Tagesdosis von über 400 mg beobachtet werden kann

Die wesentlichen pharmakodynamischen Daten sind in den Untersuchungen von Hentschel und Haustein [2, 3] niedergelegt. Die Autoren kommen zu dem Ergebnis, dass 20 mg PETN die „non effective dose" ist. Bei 50 mg PETN kommt es zu einer Dilatation, die äquivalent zu 0,33 mg GTN sl ist. Das Wirkmaximum wird nach 1½ Stunden erreicht; die Autoren beobachteten eine Wirkdauer von über 8 Stunden. Bereits in dem erwähnten basalpharmakologischen Daten-Review [1] hat Noack darauf hingewiesen, dass PETN ein Nitrat mit klinisch vorteilhafter, ausgesprochener Venoselektivität ist.

Klinischer Kenntnisstand vor 1993

Es ist nicht sehr leicht, das umfangreiche klinische Datenmaterial zu PETN zu bewerten. Beispielhaft seien erwähnt die Untersuchungen von Dück, Assmann, Richard, Engelmann aus den Jahren 1981 bis 1991 [4–9]. Eine Zusammenstellung aller klinischen Studien wurde von Maier-Lenz und Dück [10]

---

* Handelsname: Pentalong®

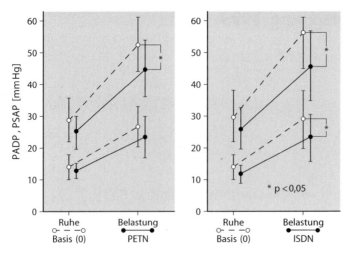

Abb. 1. Durchschnittliche systolische (PASP) und diastolische (PADP) Pulmonalarteriendrucke in Ruhe und während Ergometerbelastung (50 W/min) vor und unter chronischer Nitrattherapie [6]

publiziert. Von den erwähnten Studien entspricht die von der Arbeitsgruppe Dück publizierte Studie [6, 7] am ehesten dem heutigen Standard klinischer Studien. Sie untersuchten in einer randomisierten kontrollierten Studie die Wirkung von PETN in der Dosierung 120–200 mg im Vergleich zu ISDN akut und nach 10-wöchiger Therapie. PETN erwies sich nicht nur als sicher antianginös wirksame Substanz, sondern zeigte auf den hämodynamischen Parameter des pulmonalarteriellen Druckes keine Zeichen hämodynamischer Toleranz (Abb. 1).

Die Auswertung von Patientendaten durch Schneider und Schauer [11] hat gezeigt, dass im Rahmen einer individuell maßgeschneiderten Therapie sowohl der koronaren Herzkrankheit als auch der Herzinsuffizienz PETN die vom Patienten und Arzt am meisten favorisierte Substanz ist.

Forschungsaktivitäten ab 1993

Substanzchemie

Auf der Basis des vorgenannten Daten-Reviews begann die PETN-Forschung mit der Lösung substanzchemischer Fragestellungen. Hess [12] konnte nicht nur die Strukturchemie von PETN aufklären, sondern schaffte mit der Synthese von PETN und den vielfältigen Metaboliten die Voraussetzung für experimentelle Forschungsvorhaben. Im Rahmen dieser Untersuchungen konnte Hess auch nachweisen, dass die NO-Freisetzung von PETN nicht nur enzymatisch erfolgt, sondern auch nicht enzymatisch über ein redoxgefördertes Freisetzungssystem.

Pharmakokinetik

Bereits aus früheren Untersuchungen [14] war bekannt, dass PETN ein Langzeitnitrat ist. Allerdings waren die damaligen pharmakokinetischen Untersuchungen auf der Basis des damaligen Kenntnisstandes mit methodischen Problemen behaftet. Die präklinische Entwicklung von PETN fiel nämlich in eine Zeit, in der massenspektrometrische Detektionsmethoden noch nicht zur Verfügung standen. Aus den 60er bis 80er Jahren vorliegende Arbeiten über den Metabolismus von PETN wurden ausnahmslos mit radioaktiv markiertem Wirkstoff (^{14}C-PETN) durchgeführt [15]. Die damaligen Untersuchungen zeigten, dass PETN wie auch andere organische Nitrate im Darm nach oraler Applikation als Folge der enzymatischen Aktivität der intestinalen Mikroflora einem raschen Abbau bzw. einer Denitrierung unterliegt. Das freigesetzte PE-Trinitrat wird auf Grund seiner günstigen lipophilen Eigenschaften sehr rasch gastrointestinal in einem Umfang von 60–70% resorbiert

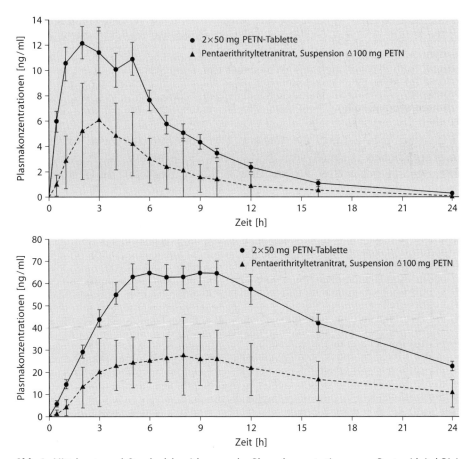

Abb. 2. Mittelwerte und Standardabweichungen der Plasmakonzentrationen von Pentaerithrityl-Dinitrat (obere Hälfte) und Pentaerithrityl-Mononitrat (untere Hälfte) [18]

[2]. Wirksame Trinitrat-Serumkonzentrationen wurden für den Menschen nach oraler Gabe bereits innerhalb von 15–30 Minunten nachgewiesen [15]. Eine weitere Besonderheit des Metabolismus von PETN wurde durch Crew [16] beobachtet. Die glukuronidierten Metabolite von PETN unterliegen einem massiven enterohepatischen Kreislauf. Die experimentell mehrfach beobachtete enterohepatische Rezirkulation führt auch beim Menschen zu einer wesentlichen Verlängerung der pharmakologischen Aktivität bzw. Wirkdauer von PETN-Zubereitungen im Vergleich zu anderen therapeutisch häufig eingesetzten organischen Nitraten. Schon auf Grund dieser aus dem Daten-Review bekannten Befunde war klar, dass PETN für die Therapie das Nitrat mit der längsten Wirkdauer sein muss. Studien, die dem heutigen Stand der Wissenschaft und insbesondere den Anforderungen der EU-Guidelines entsprechen, wurden von Luckow und Mitarbeiter 1995 [17] publiziert. Aus den erwähnten Untersuchungen (Abb. 2) konnten die wesentlichen pharmakokinetischen Parameter von Pentaerithrityl-Dinitrat und Pentaerithrityl-Mononitrat gewonnen werden [18]. Schon auf Grund der pharmakokinetischen Daten konnte eine biphasische Wirkung von PETN vermutet werden. Das PE-Di-Nitrat ist wegen seiner schnellen Anflutung für den raschen Wirkungseintritt verantwortlich, während das PE-Mono-Nitrat auf Grund der langen Halbwertzeit die lange Wirkdauer zur Folge hat.

Pharmakodynamik

■ **Experimentelle Befunde zur Toleranz.** Das Forschungsinteresse wurde aber in einem hohen Ausmaß stimuliert durch die Arbeiten der Arbeitsgruppe Bassenge, die nachweisen konnte, dass PETN im Gegensatz zu GTN auch bei

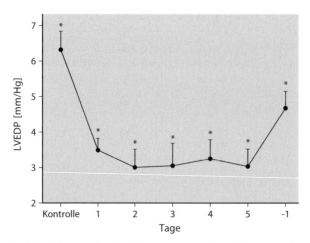

Abb. 3. Wirkung einer hochdosierten, nicht intermittierenden Gabe von PETN auf den linksventrikulären Druck LVEDP bei chronisch instrumentierten Hunden [19] (vgl. Abb. 9, Beitrag Parker in diesem Band)

nicht intermittierender Therapie keine Toleranzphänomene auslöst (Abb. 3, [19]). Im Gegensatz zu anderen Nitraten insbesondere GTN wird die Bioverfügbarkeit von NO durch PETN nicht reduziert. Die Arbeitsgruppe Bassenge konnte ebenfalls nachweisen, dass es in Übereinstimmung mit den hämodynamischen Befunden unter der PETN-Therapie nicht zu einer nitrat-induzierten Erhöhung der reaktiven Sauerstoffspezies ROS, wie z. B. Superoxid-Radikal oder Peroxinitrit in vivo kommt [20, 21]. Aus heutiger Sicht ist bekannt, dass die Bildung reaktiver Sauerstoff-Radikale nicht nur ein entscheidender Faktor der insgesamt multifaktoriellen Genese der Nitrat-Toleranzbildung ist, sondern auch die atherosklerotischen Prozesse in der Zellwand fördert. In diesem Zusammenhang ist bemerkenswert, dass PETN Vorgänge beeinflusst, die bei der Atherosklerose-Entstehung eine wichtige Schrittmacherfunktion haben. Experimentell erzeugte Hypercholesterinämie führt zu einer gesteigerten Produktion von reaktiven Sauerstoff-Radikalen. Die exzessive Produktion reaktiver Sauerstoffspezies kann durch gleichzeitige Gabe von PETN vermindert werden [22, 23]. Die erhobenen tierexperimentellen Daten geben also einen deutlichen Hinweis darauf,

- dass eine nicht intermittierende Gabe von PETN keine hämodynamische Toleranz auslöst
- dass nicht intermittierende Gabe von PETN nicht zu einer vermehrten Sauerstoff-Radikal-Bildung und damit NO-Inaktivierung führt
- dass PETN zytoprotektive Effekte entfaltet, die die Progression von experimenteller Atherosklerose vermindern.

Klinisch pharmakologische Befunde zur Toleranz. Stimuliert durch diese tierexperimentellen Daten untersuchte Parker [24, 25] diese pharmakodynamischen und molekularbiologischen Eigenschaften von PETN in einem humanpharmakologischen, klinisch relevanten Experiment. In einer placebokontrollierten Studie konnte Parker in seinem klinisch relevanten humanpharmakologischen Experiment nachweisen, dass eine nicht intermittierende Therapie mit PETN im Gegensatz zu GTN keine hämodynamische Toleranz auslöst (Abb. 12, Beitrag Parker). Gleichzeitig blieb unter der PETN-Therapie die unter GTN beobachtete Steigerung von Sauerstoff-Radikalen (zytotoxische Aldehyde, Isoprostane) aus (Abb. 13, Beitrag Parker).

Antioxidative Wirkungsmechanmismen. Als ein mögliches Erklärungsmodell der antioxidativen Eigenschaften von PETN können die Untersuchungen der Arbeitsgruppe Schröder herangezogen werden [26–29]. Schröder untersuchte die Wirkung von PETN bzw. seinen Metaboliten auf die Ferritin-Expression. Bislang galt Ferritin als Protein, dessen Hauptfunktion in der Speicherung von Eisen liegt und dem ansonsten keine Bedeutung als potenzieller Wirkstoff oder Wirkort von Arzneistoffen zukommt. Nach heutigem Kenntnisstand muss es als gesichert angesehen werden, dass Ferritin bzw. neu synthetisiertes eisenfreies Apoferritin eine Schlüsselfunktion als endogener „iron scavenger" mit cytoprotektiven Eigenschaften besitzt. Ferritin fungiert dabei als antioxidatives

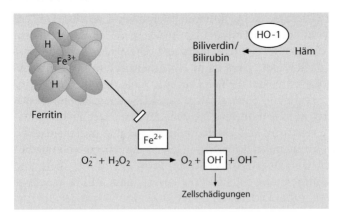

Abb. 4. Endotheliale Protektion durch PETN: Funktionelle Konsequenz der Induktion von Ferritin und Hämoxigenase-1 [32]

Protein, das dem Prozess der Sauerstoff-Radikalbildung die wegen der Katalysatorfunktion essentiellen freien zytosolischen Eisenionen rasch und dauerhaft entzieht. Ferritin erhöht dadurch die Resistenz des Gewebes gegenüber zellschädigenden Einflüssen wie aktivierten Neutrophilen, Wasserstoffsuperoxid oder oxidiertem Low-Density-Lipoprotein. Auch klinische Studien weisen darauf hin, dass hohe zelluläre Eisenspiegel oxidativen Stress verursachen und ein koronares Risiko darstellen. Schröder konnte nun zeigen, dass PETN die endotheliale Synthese des Ferritinproteins konzentrationsabhängig bis zum vierfachen des Basalwertes steigert. Auch der Metabolit Pentaerithrityl-Trinitrat erwies sich als ein potenter Ferritininduktor. Im Vergleich blieben die anderen Langzeitnitrate Isosorbid-Dinitrat (ISDN) und Isosorbid-Mononitrat (ISMN) unter diesen Bedingungen wirkungslos. Die Induktion von Ferritin geht in vielen Fällen mit einer gesteigerten Expression der Hämoxigenase-1 einher. Dieses Enzym vermittelt zellprotektive antioxidative und vasodilatatorische Effekte. Daher gilt neben dem Ferritin auch die Hämoxigenase-1 als potenzielle Zielstruktur bei Entwicklung von Therapiekonzepten gegen die Atherosklerose. PETN induziert die HO-1 mRNA-Expression nach einer 6-stündigen Inkubation der Zellen. Die Ergebnisse von Schröder zeigen, dass PETN und sein aktiver Metabolit PETriN die endotheliale Expression von Ferritin und HO-1 stimulieren. Die endotheliale Protektion durch PETN ist in Abbildung 4 schematisch zusammengefasst.

PETN und Nitratkopfschmerzen

Eine Therapie mit Nitraten wird aber nicht nur klinisch durch die Phänomene der Toleranzentwicklung, die vermehrte Bildung von reaktiven Sauerstoff-Radikalen und die Stimulation von atherogenen Prozessen limitiert, sondern ist auch mit der für den Patienten lästigen Nebenwirkungen des „Nitratkopfschmerzes" belastet. In einem doppelblinden Vergleich zwischen PETN, ISMN und Placebo untersuchte Pfaffenrath die Inzidenz von Kopfschmerzen als Nebenwirkung [30, 31] bei der Behandlung mit Nitraten. Dabei erzeugte eine Therapie mit ISMN nicht nur statistisch signifikant stärkere Schmerzen als 2 unterschiedliche PETN-Dosierungen, sondern zeigte auch einen negativeren Einfluss auf die Arbeitsfähigkeit als eine Therapie mit PETN. Die Ergebnisse zeigen, dass die kopfschmerzinduzierende Wirkung der therapeutisch empfohlenen Tagesdosis bei PETN deutlich schwächer ausgeprägt ist als bei ISMN. Von besonderer volkswirtschaftlicher Bedeutung scheint neben dem günstigen Einfluss auf die Patienten-Compliance die geringere Beeinträchtigung der Arbeitsfähigkeit unter der Therapie mit PETN zu sein.

Schlussfolgerungen

Fasst man die Ergebnisse der 10-jährigen PETN-Forschung zusammen, so ergibt sich aus dem Daten-Review
- PETN ist ein Langzeitnitrat mit raschem Wirkeintritt und langer Wirkdauer
- PETN ermöglicht eine Therapie der Angina pectoris ohne das Risiko einer hämodynamischen Toleranz
- PETN ist ausgesprochen venoselektiv
aus den Forschungsaktivitäten können die Schlussfolgerungen gezogen werden
- PETN ist ein Mehrkomponentennitrat mit raschem Wirkeintritt und langer Wirkdauer
- PETN erzeugt keine hämodynamische Toleranz
- PETN ist antioxidativ
- PETN ist gefäßprotektiv
- PETN ermöglicht eine Therapie mit wenig Nitratkopfschmerz und weitgehend erhaltener Arbeitsfähigkeit

In einer großen multizentrischen Studie hat sich PETN auch nach mehrmonatiger Anwendung unter doppelblinden Bedingungen ISDN gegenüber als partiell überlegen erwiesen (siehe Beitrag Lehmacher in diesem Band).

Literatur

1. Noack E (1995) Basalpharmakologische Eigenschaften und vaskuläre Selektivität von PETN. In: Schneider HT, Stalleicken D (Hrsg) Pentaerithrityltetranitrat: Beiträge zum klinischen und pharmakologischen Status. Steinkopff, Darmstadt, S 37–42
2. Hentschel H, Haustein KO (1985) Zur biologischen Wirksamkeit von Pentaerithrityltetranitrat (PETN) und seiner Verfügbarkeit aus Pentalong®-Tabletten. Z Klin Med 40:901–907

3. Haustein K-O et al (1992) Zur Bioverfügbarkeit von Pentaerithrityltetranitrat (PETN) aus Tablettenzubereitungen – ein Nachweis der vasodilatierenden Wirkung. Fortsch Med 110 (9):1–4
4. Assmann I, Dück K-D (1989) Untersuchungen zum Langzeiteffekt verschiedener Nitrate bei ischämischer Herzkrankheit und Herzinsuffizienz. Kardiologie 78 (2):68–71
5. Dück K-D, Holtz H (1983) Erfahrungen mit Pentlong 50 bei Koronarer Herzkrankheit. Medicamentum 7:198–202
6. Dück K-D, Richard F (1990) Landzeitnitrattherapie bei Koronarer Herzkrankheit – Wirkungsverlust durch Toleranzentwicklung?. Z gesamt inn Med 45:736–741
7. Dück K-D, Richard F (1995) Vergleichende klinisch-therapeutische Untersuchungen mit Pentaerithrityltetranitrat (PETN) und Isosorbiddinitrat (ISDN) bei Koronarkranken mit Belastungsherzinsuffizienz. In: Schneider HT, Stalleicken D (Hrsg) Pentaerithrityltetranitrat, Beiträge zum klinischen und pharmakologischen Status. Steinkopff, Darmstadt, S 101–113
8. Engelmann et al (1985) Hämodynamischer Wirkungsvergleich von Pentalong longo® und Pentalong 50®. Medicamentum 26:30–33
9. Engelmann L, Wetzler G, Kucher A, Frömmel H (1989) Entwicklung und Stand der Nitrattherapie in der DDR. Z Kardiol 78 (Suppl 2):99–101
10. Maier-Lenz H, Dück K-D (1995) Pentaerithrityltetranitrat: Therapeutischer Stellenwert bei Koronarer Herzkrankheit. Steinkopff Darmstadt
11. Schneider D, Schauer J (1997) Pentaerithrityltetranitrat: Klinisch-therapeutische Erfahrungen bei individuell differenzierter Medikation der Ischämischen Herzkrankheit. Steinkopff Darmstadt
12. Hess U, Brosig H, König G, Stoeter M (2000) Elektrosynthesen und elektrochemische Analytik von PETN und seinen Metaboliten. In: Mutschler E, Schneider D, Stalleicken D (Hrsg) Pentaerithrityltetranitrat: NO Substitution als pharmakologisch begründetes Therapieprinzip. Steinkopf Darmstadt S 18–26
13. Bonn R (1995) Pharmakokinetik organischer Nitrate – Gesetzmäßigkeiten und Hypothesen – Folgerungen für Pentaerithrityltetranitrat (PETN). In Schneider HT, Stalleicken D (Hrsg) Pentaerithrityltetranitrat, Beiträge zum klinischen und pharmakologischen Status. Steinkopff, Darmstadt, S 23–30
14. Taylor T, Taylor W, Chasseaud LF, Bonn R (1987) Pharmakokinetics and metabolism of organic nitrate vasodilators. Prog Drug Metab 10:207–336
15. Davidson EF et al (1970) Absorption, Excretion und Metabolism of Pentaerythritol Tetranitrate by Humans. J Pharmacol Exp Ther 175:42–50
16. Crew MC, Gala RL, Haynes LJ, DiCarlo FJ (1971) Biliary excretion and biotransformation of Pentaerithrityl tetranitrate in rats. Biochem Pharmacol 20:3077–3089
17. Luckow V, Michaelis K, Hiebl R (1995) Pharmakokinetik und Bioverfügbarkeit von Pentaerithrityltetranitrat und seinen Metaboliten. In: Schneider HT, Stalleicken D (Hrsg) Pentaerithrityltetranitrat, Beiträge zum klinischen und pharmakologischen Status. Steinkopff, Darmstadt, S 14–22
18. Weber W, Michaelis K, Luckow V, Kuntze U, Stalleicken D (1995) Pharmacokinetics and Bioavailability of Pentraerithrityl Tetranitrate and Two of is Metabolites. Arzneim-Forsch/Drug Res 45 (II), 7:781–784
19. Bassenge E (1996) Tolerance-devoid coronary- and venodilation by non-intermittent long-term administration of pentaerithrityl tetranitrate. 6th Int Congress on Cardiovasc Pharmacotherapy, Sydney, Australia 26.–29.02.1996
20. Dikalov S, Fink B, Skatchkov M, Bassenge E (1999) Comparison of Glyceryl Trinitrae-induced with Pentaerithrityltetranitrat – induced in vivo formation of Superoxide Radicals: Effect of Vitamin C. Free Rad Biol Med 27:170–176

21. Dikalov S, Fink B, Skatchkov M, Stalleicken D, Bassenge E (1998) Formation of reactive oxygen species by PETN and GTN in vitro and development of nitrate tolerance. J Pharmacol Exp Ther 286:938–944
22. Kojda G, Hacker A, Noack E (1998) Effects of nonintermittent treatment of rabbits with pentaerythritol tetranitrate on vascular reactivity and superoxide production. Eur J Pharmacol 355 (1):23–31
23. Bassenge E Stalleicken D, Fink B (2001) Reduktion of atherogenesis in an experimental model of hypercholesterolemia by PETN compared to statins. Kardiologie 90 (Suppl 2):39
24. Gori T, Al- Hesayen A, Jolliffe C, Parker JD (2003) Comparison of the effects of pentaerythritol tetranitrate and nitroglyercin on endothelium-dependent vasorelaxation in male Volunteers. The American Journal of Cadiology 91:1392–1394
25. Jurt U, Gori T, Ravandi A, Babaei, Zeman P, Parker JD (2001) Differential Effects of Pentaerithritol Tetranitrate and Nitroglycerin on the Development of Tolerance and Evidence of Lipid Oxidation: A Human in vivo Study. J Am Coll Cardiol 38 (3):854–859
26. Oberle S, Schröder H (1997) Ferritin may mediate SIN-1-induced protection against oxidative stress. Nitric Oxide Biol Chem (Arch Biochem Biophys Part B) 1:308–314
27. Oberle S, Schwartz P, Abate A, Schröder H (1999) The Antioxidant Defens Protein Ferritin is a Novel and Specific Target for Pentaerithrityl tetranitrate in Endothelial Cells. Biochem Biophys Res Comm 261:28–34
28. Oberle S, Schwartz P, Schröder H (1999) Ferritin und Hämoxygenase: Antioxidative Gene als „Target" für Pentaerithrityltetranitrat. In: Mutschler E, Schrör K (Hrsg) Pentaerithrityltetranitrat : Pharmakologische und klinische Daten zur Koronaren Herzkrankheit. Steinkopff, Darmstadt, S 31–38
29. Oberle S, Abate A, Grosser N, Hemmerle A, Vreman HJ, Dennery PA, Schneider HT, Stalleicken D, Schröder H (2003) Endothelial protection by pentaerithrityl trinitrate: bilirubin and carbon monoxide as possible mediators. Exp Biol Med 228:529–534
30. Pfaffenrath V, de la Motte S, Harrison F (1998) Actions of pentaerithritol tetranitrate, isosorbide mononitrate and placebo on headache and ability to work of healthy subjects. Arzneimittel-Forsch 48:646–650
31. Pfaffenrath V, de la Motte S, Harrison F, Rüthning C (1997) Inzidenz von Kopfschmerzen als Nebenwirkung bei der Behandlung mit Nitraten: Ein doppelblinder Vergleich zwischen PETN, ISMN und Placebo. In: Jähnchen E, Schneider HT, Stalleicken D (Hrsg) Pentaerithrityltetranitrat: Strukturchemische, zellbiologische und klinische Perspektiven. Steinkopff, Darmstadt, S 48–56
32. Erdmann E, Schröder H, Stalleicken D (2001) Pentaerithrityltetranitrat: Rationale einer modernen Koronartherapie, Steinkopff, Darmstadt

3 Nitroglyzerininduzierte endotheliale Dysfunktion und Nitrattoleranz

JOHN D. PARKER

■ Einleitung

Seit über 120 Jahren gehören Nitrate zum therapeutischen Schatz bei der Behandlung von ischämischen Herzerkrankungen, insbesondere bei der koronaren Herzkrankheit. Ihr Einsatz und Stellenwert ist in nationalen und internationalen Leitlinien beschrieben. Die akute Gabe von organischen Nitraten hat einen starken Effekt auf
- Blutdruck
- Füllungsdruck
- Belastungskapazität
- akute Angina-pectoris-Symptomatik

Eine Therapie mit Glyzeroltrinitrat (GTN), Isosorbiddinitrat (ISDN) und Isosorbid-5-Mononitrat (IS-5-MN) ist bei chronischer Anwendung assoziiert mit einem Wirkungsverlust (Toleranz). Es gibt darüber hinaus deutliche Hinweise darauf, dass mit dem Wirkungsverlust auch schädliche Wirkungen zunehmen, sodass die chronische Therapie mit GTN insgesamt mit einer Veränderung des Nutzen-Risiko-Verhältnisses verbunden zu sein scheint. In prospektiven Untersuchungen konnte daher nicht eindeutig dokumentiert werden, dass eine chronische Therapie mit GTN die klinische Prognose verbessern kann.

■ GTN und Toleranzentwicklung

Klinischer Kenntnisstand

Eine chronische Therapie ist insbesondere mit Glyzeroltrinitrat problematisch. Auf der Basis einer immer umfangreicher werdenden Datenlage ist es gesichert, dass eine chronische Therapie mit GTN nicht nur assoziiert ist mit Toleranzphänomenen sondern auch eine endotheliale Dysfunktion bewirkt, die wohl auf eine gesteigerte vaskuläre Produktion freier Radikale zurückgeführt werden kann. In diesen Phänomenen könnte die Ursache dafür liegen, dass eine chronische Therapie mit Glyzeroltrinitrat die Prognose des KHK-Patienten negativ beeinflusst. Es muss allerdings betont werden, dass die Nitrate ungeachtet ihres prinzipiell vergleichbaren molekularen Wirkprinzipes im Hinblick auf die Entwicklung von Toleranzphänomenen erhebliche Unterschiede aufweisen und negative Einflüsse auf das Gefäßsystem haben. Das Nutzen-Risiko-Profil hängt mit Sicherheit nicht nur von der Substanz ab, sondern wird auch beeinflusst durch die galenische Form bzw. das Applikationssystem (z. B. transdermale Gabe).

Klinisch ist also die Therapie mit Nitraten insbesondere mit GTN limitiert durch die Entwicklung von Toleranz (Überblicke siehe bei [1] und [2]). Der genaue Mechanismus der Toleranzentwicklung ist in all seinen Einzelheiten noch nicht vollständig aufgeklärt, da er mit großer Wahrscheinlichkeit ein multifaktorielles Phänomen darstellt. Einer der Mechanismen scheint eine verminderte Biokonversion von Nitroglyzerin zu seinem aktiven Metaboliten zu sein [3]. An dem Phänomen der Toleranzentwicklung sind möglicherweise auch neurohumorale Adaptationsprozesse [4], eine Aktivierung des Renin-Angiotensin-Systems [5], sowie ein Anstieg der Konzentration von Vasopressin und Katecholaminen im Plasma [6] beteiligt.

Superoxidanionbildung durch GTN

Ein mit der GTN Toleranzentwicklung zusammenhängendes Phänomen ist die Entstehung von Cross-Toleranz gegenüber anderen Nitrovasodilatatoren und endothelabhängigen Vasodilatatoren. Das Phänomen der Cross-Toleranz gegenüber anderen Nitrovasodilatatoren könnte auf einer veränderten Aktivität des Enzyms Guanylatzyklase bzw. der das cGMP abbauenden Enzyms Phosphodiesterase beruhen. Mitte der 90er Jahre konnte Münzel [9] experimentell auf die Bedeutung eines anderen Mechanismus für das Entstehen von Toleranz und Cross-Toleranz-Phänomenen hinweisen. Münzel konnte experimentell nachweisen, dass die Entwicklung von Toleranzphänomenen endothelabhängig ist (Abb. 1). Nach chronischer GTN-Therapie ist das Ausmaß einer Relaxation in Aortenringpräparationen nach Gabe von vasokonstriktorisch wirkendem Phenylepinephrin davon abhängig, ob das Endothel vorhanden ist oder nicht. Bei vorhandenem Endothel können die (toleranten) Gefäße unter experimentellen Bedingungen noch maximal 37% relaxieren, während bei fehlendem Endothel die Relaxation sich im Ausmaß der Kontrolle annähert. Die von Münzel erhobenen Daten weisen darauf hin, dass dieser Unterschied wahrscheinlich bedingt ist durch eine erhöhte Steady-state-Konzentration von vaskulärem Superoxidanionradikal (Abb. 2). Dieses Superoxidanionradikal reagiert mit NO und bildet Peroxinitrit (ONOO$^-$). Eine vermehrte Konzentration von Superoxidanion im Gewebe ist aber nicht nur für die Bildung von Peroxinitrit verantwortlich sondern auch für andere Sauerstoffradikalabkömmlinge. Diese können einen vaskulären Schaden auslösen, das Wachstum der glatten Gefäßmuskulatur steigern und die Lipidoxidation beeinflussen. Die Sauerstoffradikale spielen daher eine wichtige Rolle bei der Entstehung der Atherosklerose.

Veränderungen in der endothelabhängigen Vasodilatation werden mit dem Begriff „Endotheliale Dysfunktion" gekennzeichnet. Die endotheliale Dysfunk-

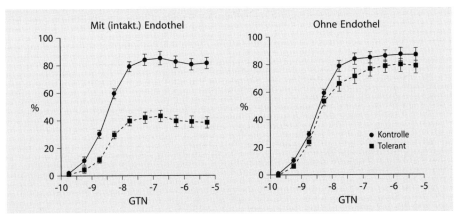

Abb. 1. GTN-induzierte Gefäßrelaxation. Dargestellt ist das prozentuale Ausmaß der GTN-induzierten Relaxation in Kontrollgruppen und GTN-toleranten Gefäßpräparationen in Anwesenheit und Abwesenheit von Endothel (Werte sind Mittelwerte ± SEM). Nach [9]

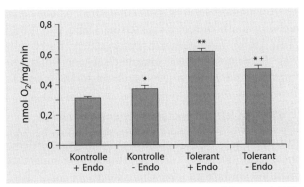

Abb. 2. Konzentration von Superoxidradikalanion in Aortensegmenten von Kontrolltieren und GTN-behandelten Kaninchen. Die Säulen repräsentieren Mittelwerte ± SEM. *P<0,05 Kontrolle mit vs. Kontrolle ohne Endothel, **P<0,001 tolerante gegenüber Kontrollgefäßen mit Endothel, *+P<0,05 tolerante Gefäße mit bzw. ohne Endothel. Nach [9]

tion hat einen wichtigen Einfluss auf die Prognose des Patienten. Für Substanzen, die nachgewiesenermaßen die Prognose des Koronarpatienten verbessern (Statine, ACE-Inhibitoren), konnte gezeigt werden, dass diese günstigen Effekte auch mit einer Verbesserung der Endothelfunktion zusammenhängen.

Die endothelabhängige Vasodilatation ist bei Patienten mit Hypercholesterolämie gestört. Aus Tierexperimenten ist bekannt, dass der oxidative Abbau des endothelialen NO eine bedeutende Rolle in der endothelialen Dysfunktion spielt. Dieser tierexperimentelle Mechanismus ist auch relevant für Patienten mit Hypercholesterinämie. Zwischen Methacholine-Konzentration und Unterarmblutfluss (FBF) gibt es eine Dosis-Wirkung-Beziehung. Die Dosis-Wirkungs-Kurve ist bei Patienten mit Hypercholesterinämie im Vergleich

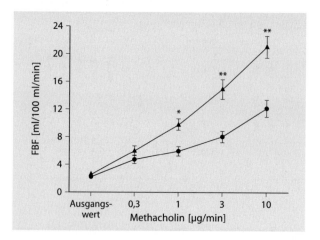

Abb. 3. Dosis-Wirkungs-Kurve zwischen Methacholin und Unterarmblutfluss bei Normalpersonen (–▲–) und Patienten mit Hypercholesterolämie (–●–) (* p<0,05, ** p <0,01). Nach [10]

zu Normalpersonen abgeflacht (Abb. 3). Die veränderte Dosis-Wirkung-Beziehung kann durch gleichzeitige Gabe von Vitamin C normalisiert werden [10]. Diese humanpharmakologischen Daten stützen die Hypothese, dass freie Sauerstoffradikale eine bedeutende Rolle spielen bei der gestörten vaskulären Reaktivität von hypercholesterämischen Patienten.

GTN und hämodynamische Endothelfunktion

Auf der Basis der dargestellten tierexperimentellen Befunde wird die Hypothese gestützt, dass GTN spezifische Veränderungen der endothelialen Zellfunktion induziert, die charakterisiert sind durch eine verstärkte Superoxidanionproduktion und eine erhöhte Sensitivität gegenüber vasokonstriktorischen Substanzen. Eine kontinuierliche GTN-Therapie verschlechtert die endotheliale Funktion bei Patienten mit koronarer Herzkrankheit und Herzinsuffizienz. Daher untersuchten wir die durch GTN-induzierte endotheliale Dysfunktion an einem humanpharmakologischen In-vivo-Modell [11]. Acetylcholin bewirkt eine dosisabhängige Zunahme des Vorderarmblutflusses (Abb. 4). Eine chronische Therapie mit Nitroglyzerinpflaster führt zu einer statistisch signifikanten Abnahme der Dosis-Wirkungs-Beziehung (Abb. 4). Auf die ebenfalls dosisabhängige Zunahme des Unterarmblutflusses nach Gabe von dem endothelunabhängigen Vasodilatator Nitroprussit-Natrium hat die GTN-Applikation keinen Einfluss (Abb. 5). Dies ist ein Beleg für die endothelvermittelten Wirkmechanismen der GTN-Toleranzentwicklung.

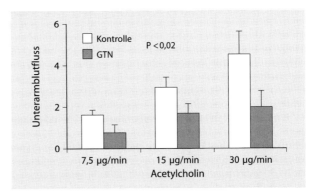

Abb. 4. Dosis-Wirkung-Beziehung zwischen Acetylcholinkonzentration und Unterarmblutfluss. Nach [11]

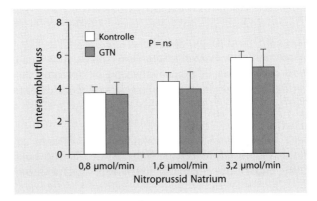

Abb. 5. Einfluss von GTN auf Nitroprussit-Natrium bewirkte Änderung der Unterarmdurchblutung. Nach [11]

NO-Synthase-Inhibition durch GTN

Die Gabe von L-NMMA (L-N-Monometyl Arginin) führt über Hemmung der NO-Synthase zu einer dosisabhängigen Vasokonstriktion. Bei niedrigen L-NMMA-Konzentrationen verursacht GTN eine paradoxe Vasodilatation, wohingegen bei höheren Konzentrationen GTN die L-NMMA ausgelöste Vasokonstriktion abmildert. Aus diesen Befunden kann die Schlussfolgerung gezogen werden, dass eine kontinuierliche Therapie mit GTN auch in humanpharmakologischen Modellen zu einer deutlichen Veränderung sowohl der hämodynamischen Endothelfunktion als auch der NO-Synthase-Aktivität führt. Die Befunde sind von unmittelbarer klinischer Bedeutung. Zunächst einmal ist es überraschend, dass eine kontinuierliche GTN-Therapie zu einer erheblichen endothelialen Dysfunktion auch bei ansonsten gesunden Personen führt. Dieses widerspricht dem traditionellen Konzept, dass eine NO-Gabe einen günstigen Effekt der Situation einer verminderten NO-Bioverfügbarkeit haben könnte. Eine kontinuierliche GTN-Gabe verschlechtert die endotheliale Funktion bei Patienten mit koronarer Herzkrankheit [12]. Die hier vorgestellten Daten belegen, dass eine gestörte endothelabhängige Produktion von NO ein Risikofaktor per se für die kardiovaskulären Erkrankungen ist.

Wirkung von Tetrahydrobiopterin auf GTN-indudzierte endotheliale Dysfunktion

Die Wirkung des Enzyms NO-Synthase (NOS) ist gekoppelt an das Vorhandensein eines Kofaktors: Tetrahydrobiopterin. Es konnte gezeigt werden, dass eine verminderte Bioverfügbarkeit von Tetrahydrobiopterin eine wichtige Rolle bei der Entwicklung einer GTN-abhängigen NOS-Dysfunktion spielt [14]. Für die Anwendung am Menschen scheidet eine Therapie mit Tetrahydrobiopterin aus Kosten-/Verträglichkeitsgründen aus. Eine Alternative könnte die Substitution bzw. Behandlung der NOS-Dysfunktion mit Folsäure darstellen. Folsäure hat einerseits einen direkten antioxidativen Effekt. Es kann nämlich die gesteigerte Superoxidanionproduktion durch Xanthinoxidaseaktivitäten reduzieren. Aus In-vitro-Untersuchungen konnte geschlossen werden, dass der Effekt der Folsäure auf die NOS-Dysfunktion durch Tetrahydrobiopterin vermittelt wird und dass dieser Effekt unabhängig ist sowohl von der Produktion von Superoxidanionen als auch unabhängig von dem direkten antioxidativen Effekt der Folsäure selbst [13]. Tatsächlich kann durch Gabe von Folsäure die Dosis-Wirkungs-Kurve zwischen L-NMMA und Unterarmblutfluss normalisiert werden. Die L-NMMA-Dosis-Wirkungs-Kurve (Abb. 6) wird durch GTN verändert (Abb. 7). Die gleichzeitige Gabe von GTN und Folsäure kann diese Dosis-Wirkung-Beziehung normalisieren (Abb. 7). Die Gabe von Folsäure kann darüber hinaus die Dosis-Wirkung-Beziehung zwischen Acetylcholin und Unterarmblutfluss beeinflussen, wenn sie durch eine chronische GTN-Therapie gestört ist (Abb. 8).

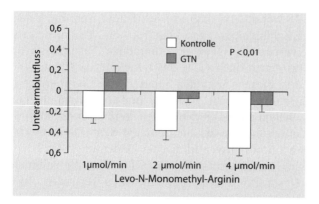

Abb. 6. Modifikation der L-NMMA/Unterarmblutfluss-Dosis-Wirkungs-Kurve durch GTN. Nach [11]

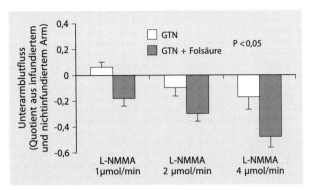

Abb. 7. Wirkung von GTN (geschlossene Säulen) und GTN plus Folsäure (offene Säulen) auf die Dosis-Wirkungs-Kurve L-NMMA-/Unterarmblutfluss. Nach [13]

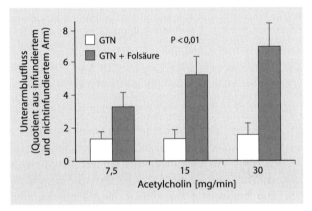

Abb. 8. Wirkung von GTN (geschlossene Säulen) bzw. GTN plus Folsäure (offene Säulen) auf die Dosis-Wirkungs-Beziehung Acetylcholin-Unterarmblutfluss. Nach [13]

PETN und Endothelfunktion

PETN und hämodynamische Endothelfunktion

Die Befunde zur Toleranzentstehung und zu den Phänomen der endothelialen Dysfunktion, die in Experimenten und Untersuchungen mit GTN gewonnen wurden, lassen sich nicht unmittelbar auf die gesamte Gruppe der Nitrovasodilatatoren übertragen. Das Pentaerithrityltetranitrat[*] ist eine wirksamer NO-Vasodilator, der aber im Gegensatz z.B. zu GTN günstige Wirkungen auf die Beeinflussung der endothelialen Funktion ausübt. In tierexperimentellen Untersuchungen konnte Bassenge zeigen, dass Pentaerithrityltetranitrat (PETN)

---

[*] Handelsname: Pentalong®

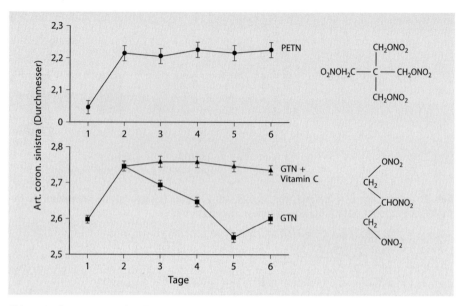

Abb. 9. Wirkung einer Behandlung mit GTN bzw. GTN plus Vitamin C (untere Hälfte) bzw. PETN (obere Hälfte) auf den Durchmesser von Koronararterien. Nach [15]

im Gegensatz zu GTN keine Toleranzphänomene auf hämodynamische Parameter einerseits und funktionelle Thrombozytenaktivitätsparameter andererseits ausübt. An chronisch instrumentierten wachen Hunden führt die kontinuierliche Gabe von GTN zunächst zu einer deutlichen koronaren Dilatation, die aber beginnend mit dem 2. Tag der Behandlung kontinuierlich abnimmt und am 5. Behandlungstag die Ausgangswerte wieder erreicht (Abb. 9). Verantwortlich für diesen Wirkungsverlust (Toleranzphänomen) sind die im Rahmen der kontinuierlichen GTN-Therapie entstehenden freien Sauerstoffradikale. Hierdurch kommt es zu einer Hemmung der Guanylatcyclase, der Oxidation von niedermolekularen Thiolen, der Stimulation von Phosphodiesterase und einer Hyperaggregabilität von Thrombozyten. Dieser Effekt kann durch die gleichzeitige Gabe eines Antioxidans (Vitamin C) vollständig aufgehoben werden. Die gleichzeitige Gabe von GTN und Vitamin C hebt die durch die Monotherapie mit GTN verursachten Toleranz vollständig auf (Abb. 9). Im Gegensatz zu GTN führt eine kontinuierliche Behandlung mit dem Nitrovasodilatator Pentaerithrityltetranitrat zu einer langanhaltenden Vasodilatation. Die GTN-induzierte vaskuläre Toleranz kann also entweder durch die Ko-Medikation mit Vitamin C aufgehoben werden oder durch die Gabe von PETN verhindert werden. In unserem Laboratorium wurden die tierexperimentellen Befunde an einem humanpharmakologischen Modell überprüft. In einem randomisierten Schema erhielten 30 gesunde Probanden entweder kontinuierlich GTN (0,6 mg/h/24 h), PETN (60 mg 3×täglich) oder blieben als Kontrollgruppe unbehandelt. Die Behandlungsdauer betrug 7 Tage (Abb. 10). Hämodynamische

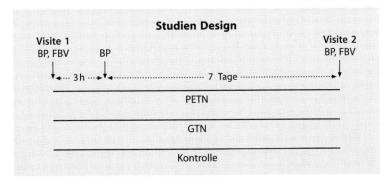

Abb. 10. Flussdiagramm der Untersuchung PETN vs. GTN vs. Kontrolle

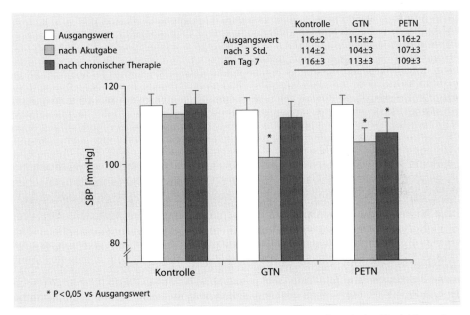

Abb. 11. Blutdruckverhalten nach kontinuierlicher GTN- bzw. PETN-Therapie im Vergleich zu Kontrollen. Nach [16]

Zielvariablen waren der Blutdruck und das venöse Unterarmblutvolumen. Als Marker für die Lipidperoxidation und der Bildung von freien Radikalen wurden die zytotoxischen Aldehyde und Isoprostane bestimmt. Wie Abbildung 11 zeigt, blieb der Blutdruck in der Kontrollgruppe über den Beobachtungszeitraum unverändert. Unter der Therapie mit GTN kam es zu einem deutlichen Blutdruckabfall nach der akuten Gabe. Dieser Abfall normalisierte sich aber nach chronischer Applikation. Im Gegensatz dazu konnte unter der Gabe von PETN nicht nur im Akutversuch sondern auch im Langzeitversuch die hämodynamische Wirkung auf den Blutdruck nachgewiesen werden. Es kam also

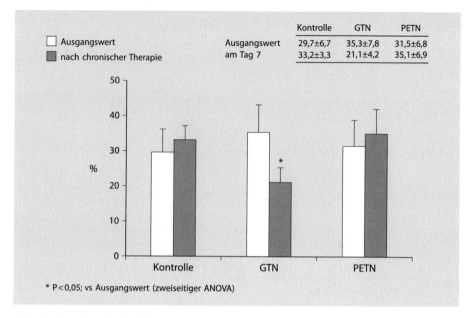

Abb. 12. Hämodynamische Wirkung von sublingualem GTN (akut) nach kontinuierlicher Behandlung mit GTN bzw. PETN im Vergleich zu Kontrollen. *P <0,05. Nach [16]

unter der PETN-Gabe nicht zu einer Toleranz bzw. Wirkungsabschwächung gemessen an dem Blutdruckverhalten. Der Unterschied im hämodynamischen Verhalten zwischen GTN und PETN konnte auch durch das plethysmographisch gemessene Unterarmvolumen nachgewiesen werden (Abb. 12). Die akute Gabe von sublingualem GTN führte in allen Gruppen (Kontrolle, GTN, PETN) zu einer Zunahme des Unterarmblutvolumens. Nach 7-tägiger kontinuierlicher Behandlung konnte durch die zusätzliche sublinguale Gabe von GTN keine vergleichbare Zunahme des Unterarmblutvolumens gemessen werden. Hingegen blieb auch nach kontinuierlicher Gabe von PETN die Zunahme des Unterarmblutvolumens nach akuter sublingualer Gabe von GTN im Vergleich zum Ausgangswert erhalten. Diese Befunde belegen an dem gewählten humanpharmakologischen Modell, dass PETN im Gegensatz zu GTN keine hämodynamische Toleranz auslöst.

PETN und Sauerstoffradikale

Isoprostane und zytotoxische Aldehyde sind Produkte des oxidativen Metabolismus von membrangebundenen low-density-lipoproteingebundenen Phospholipiden. Sie haben eine unerwünschte Wirkung auf die endotheliale und glattmuskuläre Zellfunktion. Ein erhöhter Isoprostan-Level konnte nachgewiesen werden bei einer Vielzahl von Risikofaktoren für kardiovaskuläre Erkrankungen wie z. B. Rauchen, Diabetes mellitus und Hypercholesterolämie. Außer-

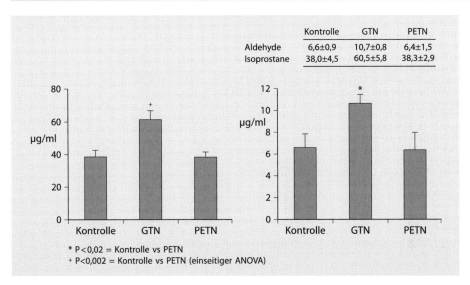

Abb. 13. Konzentration der Marker oxidativen Stresses (Aldehyde, rechte Seite; Isoprostane, linke Seite) nach kontinuierlicher Behandlung mit GTN bzw. PETN im Vergleich zur Kontrollgruppe. Nach [16]

dem haben einige Isoprostane eine ausgeprägte vasokonstriktorische Wirkung. Diese vasokonstriktorische Aktivität von Isoprostanen könnte also an der Entwicklung von Toleranzphänomenen beteiligt sein. Unter einer kontinuierlichen Therapie mit GTN nahm sowohl die Konzentration von zytotoxischen Aldehyden als auch von Isoprostanen zu. Ein derartiger Anstieg konnte unter der PETN-Therapie auch nach langandauernder Behandlung nicht beobachtet werden (Abb. 13).

Die Befunde zum Ausbleiben einer hämodynamischen Toleranz unter kontinuierlicher Therapie mit PETN konnten in einer weiteren Untersuchung in unseren Laboratorien bestätigt werden. Eine kontinuierliche Therapie mit GTN ist assoziiert mit einer veränderten Dosis-Wirkungs-Kurve Acetylcholin/Vasodilatation. An einer Gruppe von 24 gesunden Probanden wurde die Wirkung auf die endothelabhängige acetylcholininduzierte Vasodilatation einer kontinuierlichen Therapie mit PETN verglichen mit einer kontinuierlichen GTN-Therapie. Die 24 gesunden Probanden wurden randomisiert in 2 Gruppen. Die erste Gruppe erhielt kontinuierlich GTN (0,6 mg/hr/24 hrs), die andere Gruppe erhielt PETN (80 mg 3×täglich). Die Behandlungsdauer war 6 Tage (Abb. 14). Der Unterarmblutfluss wurde mit Hilfe der Plethysmographie gemessen. Die Applikation von Acetylcholin bzw. von Kochsalzlösung erfolgte über die Brachialarterie. Acetylcholin bewirkt eine deutliche statistisch signifikante Zunahme des Unterarmblutflusses. In der GTN-Gruppe war die Dosis-Wirkungs-Kurve nach kontinuierlicher Behandlung deutlich abgeflacht im Vergleich zu PETN (Abb. 15). Auch diese Daten zeigen, dass eine kontinuierliche Behandlung mit GTN zu einer Störung der endothelialen Funktion führt. Diese bleibt unter der Behandlung mit PETN aus.

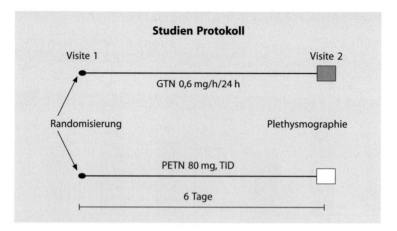

Abb. 14. Flussdiagramm der vergleichenden Untersuchung GTN vs. PETN

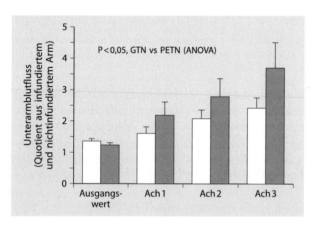

Abb. 15. Dosis-Wirkungs-Kurve Acetylcholin/Unterarmblutfluss vor und nach chronischer Behandlung mit GTN (offene Säulen) bzw. PETN (geschlossene Säulen)

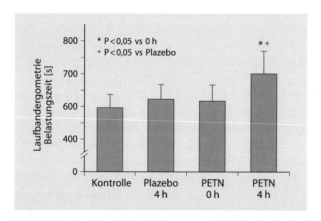

Abb. 16. Akute antianginöse Wirkungen von PETN in der Laufbandergometrie

PETN und antiischämische Wirkungen bei Patienten

Die an Probanden erhobenen humanpharmakologischen Befunde konnten klinisch bestätigt werden (Abb. 16). Unter Gabe von PETN kam es zu einer deutlichen Verbesserung der Belastungskapazität (Abb. 16).

■ Zusammenfassung

Nitrattoleranz bleibt ein wesentlicher limitierender Faktor für die Therapie mit Nitrovasodilatatoren der koronaren Herzkrankheit und der chronischen Herzinsuffizienz. Der Mechanismus der Nitrattoleranz bedarf weiterhin einer detaillierten Aufklärung und ist höchstwahrscheinlich multifaktoriell. Eine wesentliche Rolle in den derzeitigen Konzepten für die Entstehung einer Nitrattoleranz spielt die These einer vermehrten Sauerstoffradikalanionbildung. In diesem Mechanismus spielt die NO-Synthase eine wesentliche Rolle. Dieses Enzym ist wesentlich für die Bildung von endogenem NO. Seine Aktivität kann durch eine vermehrte Sauerstoffradikalproduktion negativ beeinflusst werden. Diese negative Wirkung des Sauerstoffradikalanion auf die NO-Synthase kann durch die gleichzeitige Gabe des Kofaktors Tetrahydrobiopterin bzw. durch Folsäure abgefangen werden. Eine Vielzahl von Untersuchungen belegt, dass insbesondere GTN zu einer vermehrten Bildung von Sauerstoffradikalanion führt. Hierdurch kommt es nicht nur zum Phänomen der Toleranz sondern auch zu zytotoxischen Effekten auf die Endothelzellen, die glatten Gefäßmuskelzellen und die Thrombozyten. Im Gegensatz zu GTN zeigt PETN weder hämodynamische Toleranzphänomene noch werden auf der Basis unserer Untersuchungen durch PETN vermehrt zytotoxische Aldehyde und Isoprostane gebildet. Tierexperimentelle Untersuchungen [18] belegen, dass PETN einen ausgesprochenen zytoprotektiven, antiatherosklerotischen Effekt besitzt. Die klinische Wirkung von PETN ist unbestritten. Der Nutzen auf die Prognose des Patienten müsste in einer prospektiven Untersuchung weiter aufgeklärt werden.

■ Literatur

1. Elkayam U (1991) Tolerance to organic nitrates: evidence, mechanisms, clinical relevance, and strategies for prevention. Ann Intern. Med. 114:667–677
2. Abrams J (1988) A reappraisal of nitrate therapy. JAMA (J Am Med Assoc) 259:396–401
3. Chung SH, Fung HL (1990) Identification of a subcellular site for nitroglyerin metabolism to nitric oxide in bovine coronary smooth muscle cells. J Pharmacol Exp. Ther 253:614–619
4. Dupuis J, Lalonde G, Lemieux R, Rouleau JL (1990) Tolerance to intravenous nitroglycerin in patients with congestive heart failure: role of increased intravscular volume, neurohumoral activation and lack of prevention with N-acetylcysteine. J Am Coll Cardiol 16:923–931

5. Packer M, Lee W, Kessler P D, Gottlieb S S, Medina N, Yushak M (1987) Prevention and reversal of nitrate tolerance in patients with congestive heart failure. N Engl J Med 317:799–804
6. Parker J D, Farrel B, Fenton T, Cohanim M, Parker JO (1991) Counter-regulatory responses to continuous and intermittent therapy with nitroglycerin. Circulation 84:2336–2345
7. Molina CR, Andresen JW, Rapoport RM, Saldman S, Murad F (1987) Effect of in vivo nitroglycerin therapy on endothelium-dependent and independend vascular relaxation and cyclic GMP accumulation in rat aorta. J Cardiovasc Pharmacol 10:371–378
8. Axelsson KL, Anderson RG (1983) Tolerance towards nitroglycerin, induced in vivo, is correlated to a reduced cGMP response and an alteration in CGMP turnover Eur J Pharmacol 88:71–79
9. Münzel T, Sayegh H, Freeman B A, Tarpy M M, Harrison DG (1995) Endivence for Enhanced Vascular Superoxide Anion Production in Nitrate Tolerance. J Clin Invest 95:187–194
10. Ting HH, Timimi FK, Haley EA, Roddy M-A, Ganz P, Creager MA (1997) Vitamin C Improves Endothelium-Dependent Vasodilatation in Forearm Resistance Vessels of Humans with Hypercholesterolemia. Circulation 95:2617–2622
11. Gori T, Mak SS, Kelly S, Parker JD (2001) Evidence Supporting Abnormalities in Nitric Oxide Synthase Function Induced by Nitroglycerin in Humans. J Am Coll Cardiol 38(4):1096–1101
12. Caramori RP, Adelman AG, Azevedo ER, Newton GE, Parker AB, Parker JD (1998) Therapy with nitroglycerin increases coronary vasoconstriction in response to acetylcholine. J Am Coll Cardiol 32:1969–1974
13. Gori T, Burstein J, Ahmed S et al (2001) Folic acid prevents nitroglycerin induced nitric oxide synthase dysfunction and nitrate tolerance: a human in vivo study. Circulation 104(1):119–123
14. Gruhn N, Aldershvile J, Boesgard S (2001) Tetrahydrobiopterin improves endothelium dependent Vasodilatation in nitroglycerin-tolerant rats. Eur J Pharmacol 416:245–249
15. Fink B, Bassenge E (1997) Unexpected, Tolerance-Devoid Vasomotor and Platelet Actions of Pentaerithrityl Tetranitrate. J Cardiovasc Pharmacol 30:831–836
16. Jurt U, Gori T, Ravand A, Babaei S, Zeman P, Parker J D (2001) Differential Effects of Pentaerythritol Tetranitrate and Nitroglycerin on the Development of Tolerance and Evidence of Lipid Peroxidation: A Human In Vivo Study. J Am Coll Cardiol 38:854–859
17. Patrono C, FitzGerald GA (1997) Isoprostanes: potential markers of oxidant stress in atherothrombotic disease. Arterioscler Thromb Vasc Biol 17:2309–2315
18. Hacker A, Müller S, Mayer W, Kojda G (2001) The nitric oxide donor pentaerythritol tetranitrate can preserve endothelial function in established atherosclerosis. Brit J Pharmacol 132 (8):1707–1714

4 Antioxidative und antiatherosklerotische Effekte von PETN – ein prognostisches Desiderat

Henning Schröder, Aida Abate, Stefanie Oberle-Plümpe, Phyllis A. Dennery, Hendrik J. Vreman, Heinz T. Schneider, Dirk Stalleicken

■ Zusammenfassung

Der NO-Donor Pentaerithrityltetranitrat (PETN*) besitzt als Langzeitnitrat antiischämische und vasodilatierende Wirkung. Außerdem induziert PETN antiatherogene und antioxidative Effekte, wobei die verantwortlichen zellulären Mechanismen bisher nicht geklärt werden konnten. Daher sind wir in verschiedenen Studien der Frage nachgegangen, ob PETN und sein Metabolit PETriN in der Lage sind, die Expression der antioxidativen Protein Ferritin und Hämoxygenase-1 (HO-1) zu modulieren. PETriN stimulierte sowohl die endotheliale Expression der HO-1 als auch die Bildung der HO-1-Metabolite Bilirubin und Kohlenmonoxid. Gleichzeitig führte die Inkubation von Endothelzellen mit PETriN zu einer deutlichen Stimulation der Ferritin-Expression. Nach Vorbehandlung mit PETriN war die Sensibilität von Endothelzellen gegenüber oxidativem Stress herabgesetzt. Dieser Effekt war vergleichbar mit der zellprotektiven Wirkung von exogen zugesetztem Bilirubin. Die Langzeitnitrate Isosorbiddinitrat (ISDN) und Isosorbidmononitrat (ISMN) zeigten unter diesen Bedingungen weder einen Effekt auf die Expression von HO-1 und Ferritin im Endothel noch eine signifikante Zellprotektion. Möglicherweise sind zur Aktivierung endogener antioxidativer Signalwege NO-Mengen erforderlich, die in diesem Zellkulturmodell von Mono- und Dinitraten erst in einem wesentlich höheren Konzentrationsbereich generiert werden. In Übereinstimmung mit diesen Beobachtungen haben tierexperimentelle Untersuchungen und Studien an menschlichen Probanden ergeben, dass der HO-1-Induktor PETN im Gegensatz zu anderen Langzeitnitraten die endotheliale Dysfunktion verbessert und atherosklerotische Gefäßveränderungen unterdrückt. Weitere klinische Studien werden nötig sein, um zu klären, ob PETN neben seiner positiven Wirkung auf die Angina-pectoris-Symptomatik auch die Progredienz der koronaren Herzkrankheit durch Aktivierung vasoprotektiver Signalwege kausal beeinflussen kann.

---

* Handelsname: Pentalong®

Endotheltoxizität – Risikofaktor oxidativer Stress

Dass reaktive Sauerstoffspezies an der Entstehung einer Vielzahl kardiovaskulärer Komplikationen beteiligt sind, ist unstreitig. Bereits in den 50er Jahren des vorigen Jahrhunderts wurde die „free radical theory" formuliert, nach der Alterungs- und Krankheitsprozesse auf der zelltoxischen Wirkung freier Sauerstoffradikale beruhen [1]. Neben kardiovaskulären Erkrankungen, wie Atherosklerose, myokardialer Ischämie und Herzinsuffizienz, gilt oxidativer Stress heute als pathogenetischer Faktor bei Krebs, Autoimmun- (rheumatoide Arthritis, Diabetes mellitus) und neurodegenerativen Erkrankungen (Alzheimer, Parkinson). Dabei galt das Hauptinteresse über viele Jahre den unterschiedlichen reaktiven Sauerstoffspezies, ihrer Toxizität sowie Interventionen auf der Ebene einer direkten Neutralisierung (radical scavenging) durch Antioxidanzien wie Vitamin E oder C.

Gene mit antioxidativen Stoffwechselleistungen

Neuerdings wird im Rahmen möglicher Präventivmaßnahmen neben der Supplementierung radikalbindender Stoffe zunehmend die gezielte Aktivierung endogener antioxidativer Mechanismen diskutiert. So gibt es induzierbare Gene, deren Produkte als „zellprotektive Proteine" antioxidative Stoffwechselleistungen erbringen (Abb. 1). Studien mit Antisense- und Knockout-Modellen, aber auch an Patienten mit entsprechenden Gendefekten haben gezeigt, dass der Hämoxygenase-1 (HO-1) eine zentrale Rolle bei der

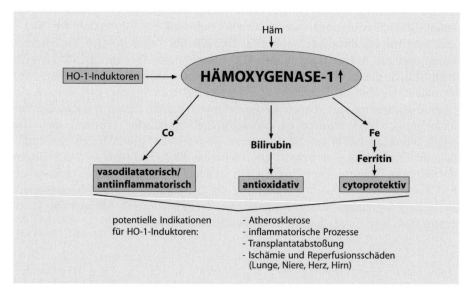

Abb. 1. Funktionelle Bedeutung von Hämoxygenase-1-abhängigen Stoffwechselwegen

Abwehr von „oxidativem Stress" zukommt [2–4]. Dabei manifestiert sich die protektive und antiinflammatorische Wirkung der HO-1 vor allem in vaskulärem Gewebe [5, 6].

Die Hämoxygenase-1 ist ein induzierbares Enzym, das den Abbau von Häm katalysiert. Endprodukte dieses katabolen Vorgangs sind Bilirubin und Kohlenmonoxid. Bilirubin zeigt im Bereich physiologischer Plasmakonzentrationen antioxidative Wirkung. Neuere Arbeiten weisen Bilirubin eine dem „High-density-Lipoprotein" vergleichbare Rolle als Marker und funktioneller Mediator gefäßschützender, antiatherogener Effekte zu [7, 8].

Auch Kohlenmonoxid entfaltet in niedrigen Konzentrationen antiapoptotische, zellprotektive Effekte. Darüber hinaus wirkt Kohlenmonoxid ähnlich wie Stickstoffmonoxid (NO) als Aktivator der Guanylatcylase und führt so zur Plättchenhemmung und Gefäßdilatation. Außerdem lässt sich Kohlenmonoxid in der Ausatmungsluft messen und als nichtinvasiver Parameter für „oxidativen Stress" und die kompensatorische Induktion von protektiven Stressproteinen verwenden. Diese Methode wird zurzeit schon routinemäßig bei Frühgeborenen angewandt [9]. Neuere Untersuchungen lassen vermuten, dass sich Kohlenmonoxid-Bestimmungen auch als Verfahren zur Kontrolle des Krankheitsverlaufs und Therapieerfolgs („disease monitoring") bei Diabetes- und Asthmapatienten einsetzen lassen [10, 11].

Gekoppelt an die Induktion HO-1 ist die Expression eines zweiten antioxidativ wirksamen Stressproteins, des Ferritins. Ferritin wird hauptsächlich translational reguliert und bindet als neugebildetes Apoferritin freie intrazelluläre Eisenionen. Dadurch wird dem Prozess der Sauerstoffradikalbildung ein essentieller Katalysator entzogen und die Entstehung der aggressiven Hydroxylradikale unterdrückt [12].

Vor diesem Hintergrund erscheint eine pharmakologisch herbeigeführte Induktion des HO-1/Ferritin-Systems als denkbare therapeutische Strategie zur Vermeidung und/oder unterstützenden Behandlung kardiovaskulärer und anderer Erkrankungen, bei denen oxidativer Stress eine pathogenetische Rolle spielt.

Hämoxygenase-1 und Ferritin als Zielstruktur von PETN

Der NO-Donor Pentaerithrityltetranitrat (PETN) besitzt als Langzeitnitrat antiischämische und vasodilatierende Wirkung. PETN hat darüber hinaus Substanzeigenschaften, die dem Funktionsprofil des Ferritins und der HO-1 ähneln: PETN induziert antiatherogene und antioxidative Effekte, wobei die verantwortlichen zellulären Mechanismen bisher nicht geklärt werden konnten [13–15]. Da endogenes NO als Regulator der Ferritin- und HO-1-Expression diskutiert wird [16–21], sind wir in verschiedenen Studien der Frage nachgegangen, ob PETN und seine Metabolite in der Lage sind, die Expression von Ferritin und HO-1 zu modulieren. Darüber hinaus wurden in diesen Untersuchungen endothelprotektive Effekte von PETN als mögliche Kon-

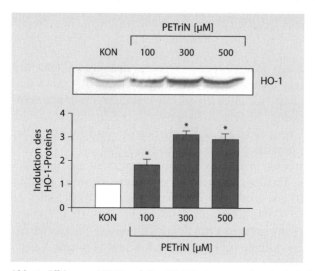

Abb. 2. Effekt von PETriN auf die HO-1-Proteinexpression in Endothelzellen. Dargestellt sind ein repräsentativer Western-Blot und die densitometrische Auswertung von drei unabhängigen Experimenten (Mittelwerte ± SEM). *$P < 0{,}05$, Behandlung vs. Kontrolle (KON), einseitige ANOVA und Bonferroni's multipler Vergleichstest

sequenz einer Aktivierung antioxidativer Gene gemessen. Die Ergebnisse dieser Studien zeigen klar, dass PETN bzw. sein aktiver Metabolit Pentaerithrityltrinitrat (PETriN) eine deutlich vermehrte Expression des HO-1-Proteins in Endothelzellen bewirkt (Abb. 2). Auch auf der Ebene der HO-1-Aktivität lässt sich ein stimulatorischer Effekt von PETriN nachweisen: Die endotheliale Synthese der HO-1-Produkte Bilirubin (antioxidativ) und CO (vasodilatatierend/antiinflammatorisch) nimmt in Abhängigkeit von der PETriN-Konzentration zu (Abb. 3, 4). Das gleichfalls untersuchte Langzeitnitrat Isosorbiddinitrat (ISDN) blieb unter diesen Bedingungen wirkungslos (Abb. 3, 4). Ein ähnliches Bild ergibt sich bei Ferritin, das als „Downstream-Mediator" in der HO-1-Signalkaskade fungiert und ebenfalls zellprotektive Eigenschaften besitzt (Abb. 5). Auch hier ist die Induktion spezifisch für PETriN. In Gegenwart der Langzeitnitrate ISDN oder Isosorbidmononitrat (ISMN) bleiben die gemessenen basalen Expressionswerte von Ferritin unverändert. Dass die durch PETN herbeigeführte Expressionssteigerung von HO-1 und Ferritin im Endothel auch funktionelle Konsequenzen hat, lässt sich mit Hilfe von Viabilitätsmessungen demonstrieren [22, 23]. Nach Vorbehandlung mit PETriN ist die die Sensibilität von Endothelzellen gegenüber oxidativem Stress klar reduziert bzw. die Anzahl überlebender Zellen entsprechend erhöht. In Übereinstimmung mit den Expressionsmessungen lässt sich mit ISDN unter vergleichbaren Bedingungen kein endothelprotektiver Effekt erzielen (Abb. 6). Eine Erklärung für das gegensätzliche Verhalten von PETN und anderen Langzeitnitraten könnte in der unterschiedlichen NO-Freisetzung liegen. Während das Tetranitrat PETN intrazellulär in kurzer Zeit gro-

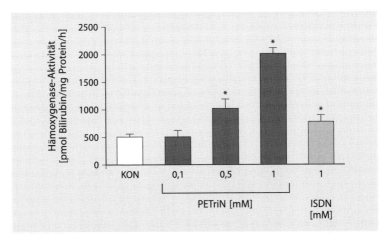

Abb. 3. Effekt von PETriN und ISDN auf die HO-1-Aktivität (gemessen als Bilirubinbildung) in Endothelzellen. Dargestellt sind die Mittelwerte ± SEM von n = 3 unabhängigen Experimenten. *$P < 0{,}05$, Behandlung vs. Kontrolle (KON), einseitige ANOVA und Bonferroni's multipler Vergleichstest

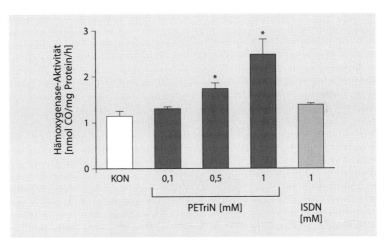

Abb. 4. Effekt von PETriN und ISDN auf die HO-1-Aktivität (gemessen als Kohlenmonoxidbildung) in Endothelzellen. Dargestellt sind die Mittelwerte ± SEM von n = 3 unabhängigen Experimenten. *$P < 0{,}05$, Behandlung vs. Kontrolle (KON), einseitige ANOVA und Bonferroni's multipler Vergleichstest

ße Mengen an biologisch aktivem NO zu generieren vermag, sind Mono- und Dinitrate nur als vergleichsweise schwache NO-Donoren bzw. cGMP-Stimulatoren wirksam (Abb. 7). Möglicherweise sind zur Aktivierung endogener antioxidativer Signalwege NO-Mengen erforderlich, die in diesem Zellkulturmodell von Mono- und Dinitraten erst in einem deutlich höheren Konzentrationsbereich generiert werden [24]. Die durch PETN getriggerten, zellprotektiven Prozesse sind in Abbildung 9 zusammengefasst.

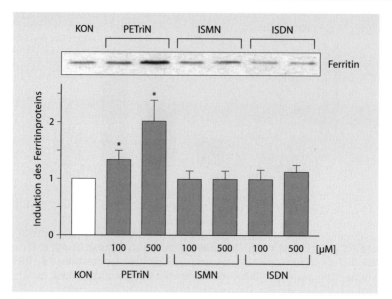

Abb. 5. Effekt von PETriN, ISMN und ISDN auf die Ferritin-Proteinexpression in Endothelzellen. Dargestellt sind ein repräsentativer Western-Blot und die densitometrische Auswertung von drei unabhängigen Experimenten (Mittelwerte ± SEM). *P < 0,05, Behandlung vs. Kontrolle (KON), einseitige ANOVA und Bonferroni's multipler Vergleichstest

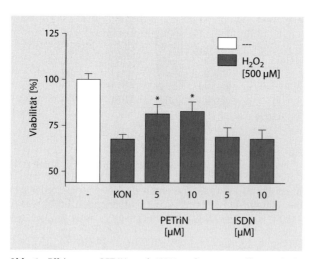

Abb. 6. Effekt von PETriN und ISDN auf wasserstoffperoxidinduzierte Toxizität in Endothelzellen. Dargestellt sind die Mittelwerte ± SEM von n = 3 unabhängigen Experimenten. *P < 0,05, Behandlung vs. Kontrolle (KON), einseitige ANOVA und Bonferroni's multipler Vergleichstest

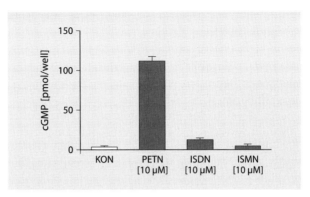

Abb. 7. Effekt von PETN, ISDN und ISMN auf die cGMP-Bildung in RFL-6-Reporterzellen. Dargestellt sind die Mittelwerte ± SEM von n = 3 unabhängigen Experimenten

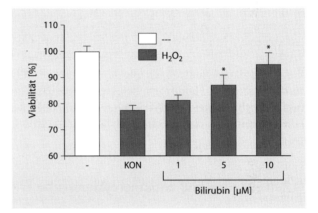

Abb. 8. Effekt von Bilirubin auf wasserstoffperoxidinduzierte Toxizität in Endothelzellen. Dargestellt sind die Mittelwerte ± SEM von n = 3 unabhängigen Experimenten. *P < 0,05, Behandlung vs. Kontrolle (KON), einseitige ANOVA und Bonferroni's multipler Vergleichstest

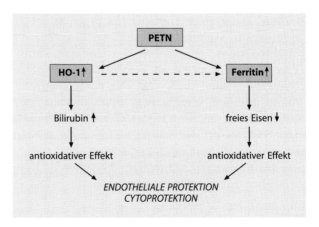

Abb. 9. Aktivierung antioxidativer Signalwege durch PETN

Bilirubin – endogenes Antioxidans und Mediator vasoprotektiver Effekte

Dem HO-1-Produkt Bilirubin kommt nach neuesten epidemiologischen und klinischen Befunden eine besondere Bedeutung als „invers korreliertem, kardiovaskulären Risikofaktor" zu. Patienten, deren Plasma-Bilirubinspiegel im oberen Bereich des physiologischen Referenzintervalls liegen („high normal bilirubin levels"), haben im Vergleich zu Patienten mit „niedrig-normalen" Bilirubinwerten ein signifikant verringertes koronares Risiko. Diese Beobachtung wurde in einer Vielzahl von Humanstudien dokumentiert [7, 25, 26]. Besonders eindrucksvoll wird die risikomindernde Wirkung von Bilirubin in einer Studie an Patienten mit Gilbert-Meulengracht-Syndrom belegt [27]. Bei dieser Erkrankung kommt es auf Grund einer Störung des Bilirubinabbaus zu einer milden, benignen Hyperbilirubinämie. Im Vergleich zur Kontrollgruppe war die Inzidenz von koronarer Herzkrankheit bei Hyperbilirubinämie-Patienten 6fach geringer (2 % vs. 12,1 % in einer vergleichbaren Kontrollgruppe). Man führt diese klinischen Befunde auf die stark antioxidative Wirkung von Bilirubin und seinem Metaboliten Biliverdin zurück, die sich z. B. in direkter Neutralisierung von Sauerstoffradikalen und Singulett-Sauerstoff sowie einer Hemmung der Lipidperoxidation manifestiert [28]. Eine direkt endothelprotektive Wirkung von Bilirubin bei physiologischen Plasmakonzentrationen lässt sich auch im Zellkultur-Experiment dokumentieren (Abb. 8).

Antioxidative und antiatherosklerotische Effekte von PETN in vivo

In den 90er Jahren zeigten tierexperimentelle Studien, dass die Wirkung von PETN im Vergleich zu anderen organischen Nitraten toleranzfrei ist [13, 29]. Diese Befunde wurden in jüngster Zeit in Humanstudien bestätigt [30, 31]. Als Ursache für das Nachlassen der vasodilatierenden und antianginösen Wirkung unter einer Therapie mit organischen Nitraten wird eine vermehrte Bildung von Sauerstoffradikalen im Endothel diskutiert. Als Aktivator der NADPH-Oxidase und damit der Radikalbildung kommt Angiotensin-II in Frage, dessen Synthese in Folge einer gesteigerten Reninausschüttung nach Nitratgabe erhöht ist [32–34]. Das Ausbleiben von Toleranzeffekten bei PETN könnte mit den spezifischen antioxidativen Eigenschaften dieser Substanz zusammenhängen. Im Gegensatz zu anderen Nitraten führt PETN nicht zu einer Stimulation der Radikalbildung, ein Befund, der in *In-vitro-*, *In-vivo-* und in Human-Studien dokumentiert wurde [13, 14, 30, 31]. Die Akkumulation des endogenen Antioxidans Bilirubin als Konsequenz einer durch PETN, nicht aber durch andere Langzeitnitrate induzierten HO-1-Aktivierung böte hierfür eine Erklärung (Abb. 3). Darüber hinaus wirkt die cGMP-stimulierende und vasodilatierende Wirkung des HO-1-Metaboliten Kohlenmonoxid einer vaskulären Toleranzentwicklung entgegen [35]. Nach neuesten Befunden besitzt Kohlenmonoxid auch antiinflammatorische, antiapoptotische und endothelprotektive Eigenschaften, die sich *in vivo* als antiatherosklerotische Schutzwirkung, z.B. nach Ballonangioplastie manifestieren und mechanistisch als Folge einer Modulation MAP-kinaseabhängiger Signalwege interpretiert werden [3, 36, 37]. Antiatherogene Effekte wurden auch nach HO-1-Gentransfer beobachtet [38], während die Abwesenheit eines funktionalen HO-1-Gens mit massiven Endothelschäden einhergeht [5, 6, 39]. Diese Befunde sprechen für eine zentrale endogene Funktion der HO-1 bei der Aufrechterhaltung der Gefäßintegrität, weisen aber auch auf ihre Bedeutung als Zielstruktur bei der medikamentösen Prävention der Atherosklerose hin. In Übereinstimmung mit diesen Beobachtungen haben tierexperimentelle und Studien an menschlichen Probanden gezeigt, dass der HO-1-Induktor PETN die endotheliale Dysfunktion verbessert und atherosklerotische Gefäßveränderungen unterdrückt [15, 30]. Weitere klinische Studien werden nötig sein, um zu klären, ob PETN neben seiner positiven Wirkung auf die Angina-pectoris-Symptomatik auch die Progredienz der koronaren Herzkrankheit durch Aktivierung vasoprotektiver Signalwege kausal beeinflussen kann.

■ Literatur

1. Knight JA (1998) Free radicals: their history and current status in aging and disease. Ann Clin Lab Sci 28:331–346
2. Immenschuh S, Ramadori G (2000) Gene regulation of heme oxygenase-1 as a therapeutic target. Biochem Pharmacol 60:1121–1128
3. Otterbein LE, Choi AM (2000) Heme oxygenase: colors of defense against cellular stress. Am J Physiol Lung Cell Mol Physiol 279:L1029–1037
4. Polte T, Abate A, Dennery PA, Schröder H (2000) Heme oxygenase-1 is a cGMP-inducible endothelial protein and mediates the cytoprotective action of nitric oxide. Arterioscler Thromb Vasc Biol 20:1209–1215
5. Balla J, Vercellotti GM, Nath K, Yachie A, Nagy E, Eaton JW, Balla G (2003) Haem, haem oxygenase and ferritin in vascular endothelial cell injury. Nephrol Dial Transplant 18 (Suppl 5):8–12
6. Perrella MA, Yet SF (2003) Role of heme oxygenase-1 in cardiovascular function. Curr Pharm Des 9:2479–2487
7. Hopkins PN, Wu LL, Hunt SC, James BC, Vincent GM, Williams RR (1996) Higher serum bilirubin is associated with decreased risk for early familial coronary artery disease. Arterioscler Thromb Vasc Biol 16:250–255
8. Mayer M (2000) Association of serum bilirubin concentration with risk of coronary artery disease, Clin Chem 46:1723–1727
9. Stevenson DK, Vreman HJ, Wong RJ, Contag CH (2001) Carbon monoxide and bilirubin production in neonates. Semin Perinatol 25:85–93
10. Paredi P, Biernacki W, Invernizzi G, Kharitonov SA, Barnes PJ (1999): Exhaled carbon monoxide levels elevated in diabetes and correlated with glucose concentration in blood: a new test for monitoring the disease? Chest 116:1007–1011
11. Yamaya M, Hosoda M, Ishizuka S, Monma M, Matsui T, Suzuki T, Sekizawa K, Sasaki H (2001) Relation between exhaled carbon monoxide levels and clinical severity of asthma. Clin Exp Allergy 31:417–422

12. Balla G, Jacob HS, Balla J, Rosenberg M, Nath K, Apple F, Eaton JW, Vercellotti GM (1992) Ferritin: a cytoprotective antioxidant strategem of endothelium. J Biol Chem 267:18148–18153
13. Dikalov S, Fink B, Skatchkov M, Stalleicken D, Bassenge E (1998) Formation of reactive oxygen species by pentaerithrityltetranitrate and glyceryl trinitrate in vitro and development of nitrate tolerance. J Pharmacol Exp Ther 286:938–944
14. Kojda G, Hacker A, Noack E (1998) Effects of nonintermittent treat ment of rabbits with pentaerythritol tetranitrate on vascular reactivity and superoxide production. Eur J Pharmacol 355:23–31
15. Kojda G, Stein D, Kottenberg E, Schnaith EM, Noack E (1995) In vivo effects of pentaerythrityl-tetranitrate and isosorbide-5-mononitrate on the development of atherosclerosis and endothelial dysfunction in cholesterol-fed rabbits. J Cardiovasc Pharmacol 25:763–773
16. Durante W, Kroll MH, Christodoulides N, Peyton KJ, Schafer AI (1997) Nitric oxide induces heme oxygenase-1 gene expression and carbon monoxide production in vascular smooth muscle cells. Circ Res 80:557–564
17. Eisenstein RS, Garcia-Mayol D, Pettingell W, Munro HN (1991) Regulation of ferritin and heme oxygenase synthesis in rat fibroblasts by different forms of iron. Proc Natl Acad Sci USA 88:688–692
18. Harrison PM, Arosio P (1996) The ferritins: molecular properties, iron storage function and cellular regulation. Biochim Biophys Acta 1275:161–203
19. Kim YM, Bergonia H, Lancaster JR Jr (1995) Nitrogen oxide-induced autoprotection in isolated rat hepatocytes. FEBS Lett 374:228–232
20. Oberle S, Schröder H (1997) Ferritin may mediate SIN-1-induced protection against oxidative stress. Nitric Oxide 1:308–314
21. Yee EL, Pitt BR, Billiar TR, Kim YM (1996) Effect of nitric oxide on heme metabolism in pulmonary artery endothelial cells. Am J Physiol 271:L512–518
22. Oberle S, Abate A, Grosser N, Vreman HJ, Dennery PA, Schneider HT, Stalleicken D, Schröder H (2002) Heme oxygenase-1 induction may explain the antioxidant profile of pentaerithrityl trinitrate. Biochem Biophys Res Commun 290:1539–1544
23. Oberle S, Schwartz P, Abate A, Schröder H (1999) The antioxidant defense protein ferritin is a novel and specific target for pentaerithrityl tetranitrate in endothelial cells. Biochem Biophys Res Commun 261:28–34
24. Schröder H, Leitmann DC, Hayward DL, Bennett BM, Murad F (1987) Cultured Rat Lung Fibroblasts As A Model For Organic Nitrate-Induced Cyclic GMP Accumulation And Activation Of Guanylate Cyclase. J App Cardiol 2:301–311
25. Djousse L, Levy D, Cupples LA, Evans JC, D'Agostino RB, Ellison RC (2001) Total serum bilirubin and risk of cardiovascular disease in the Framingham offspring study. Am J Cardiol 87:1196–1200; A1194
26. Schwertner HA, Jackson WG, Tolan G (1994) Association of low serum concentration of bilirubin with increased risk of coronary artery disease, Clin Chem 40:18–23
27. Vitek L, Jirsa M, Brodanova M, Kalab M, Marecek Z, Danzig V, Novotny L, Kotal P (2002) Gilbert syndrome and ischemic heart disease: a protective effect of elevated bilirubin levels. Atherosclerosis 160:449–456.
28. McDonagh AF (1990) Is bilirubin good for you?. Clin Perinatol 17:359–369
29. Fink E, Bassenge E (1997) Unexpected, tolerance-devoid vasomotor and platelet actions of pentaerithrityl tetranitrate. J Cardiovasc Pharmacol 30:831–836
30. Gori T, Al-Hesayen A, Jolliffe C, Parker JD (2003) Comparison of the effects of pentaerythritol tetranitrate and nitroglycerin on endothelium-dependent vasorelaxation in male volunteers. Am J Cardiol 91:1392–1394

31. Jurt U, Gori T, Ravandi A, Babaei S, Zeman P, Parker JD (2001) Differential effects of pentaerythritol tetranitrate and nitroglycerin on the development of tolerance and evidence of lipid peroxidation: a human in vivo study. J Am Coll Cardiol 38:854–859
32. Frame MD, Fox RJ, Kim D, Mohan A, Berk BC, Yan C (2002) Diminished arteriolar responses in nitrate tolerance involve ROS and angiotensin II. Am J Physiol Heart Circ Physiol 282:H2377–2385
33. Kurz S, Hink U, Nickenig G, Borthayre AB, Harrison DG, Münzel T (1999) Evidence for a causal role of the renin-angiotensin system in nitrate tolerance. Circulation 99:3181–3187
34. Münzel T, Sayegh H, Freeman BA, Tarpey MM, Harrison DG (1995) Evidence for enhanced vascular superoxide anion production in nitrate tolerance. A novel mechanism underlying tolerance and cross-tolerance. J Clin Invest 95:187–194
35. Coceani F (2000) Carbon monoxide in vasoregulation: the promise and the challenge, Circ Res 86:1184–1186
36. Brouard S, Otterbein LE, Anrather J, Tobiasch E, Bach FH, Choi AM, Soares MP (2000) Carbon monoxide generated by heme oxygenase 1 suppresses endothelial cell apoptosis. J Exp Med 192:1015–1026
37. Otterbein LE, Zuckerbraun BS, Haga M, Liu F, Song R, Usheva A, Stachulak C, Bodyak N, Smith RN, Csizmadia E, Tyagi S, Akamatsu Y, Flavell RJ, Billiar TR, Tzeng E, Bach FH, Choi AM, Soares MP (2003) Carbon monoxide suppresses arteriosclerotic lesions associated with chronic graft rejection and with balloon injury. Nat Med 9:183–190
38. Bouche D, Chauveau C, Roussel JC, Mathieu P, Braudeau C, Tesson L, Soulillou JP, Iyer S, Buelow R, Anegon I (2002) Inhibition of graft arteriosclerosis development in rat aortas following heme oxygenase-1 gene transfer. Transpl Immunol 9:235–238
39. Yachie A, Niida Y, Wada T, Igarashi N, Kaneda H, Toma T, Ohta K, Kasahara Y, Koizumi S (1999) Oxidative stress causes enhanced endothelial cell injury in human heme oxygenase-1 deficiency. J Clin Invest 103:129–135

5 Pharmakologische Charakterisierung von Pentaerithrityltetranitrat, seinen nitrathaltigen Metaboliten und anderen organischen Nitraten an der isolierten Pulmonalarterie des Schweins

J. Pietig, A. König, A. Homann, E. Glusa, U. Fricke, J. Lehmann

■ Einleitung

Aus der Gruppe der organischen Nitratester besitzt das Pentaerithrityltetranitrat (PETN*) aufgrund des verminderten Toleranzverhaltens und Nitratkopfschmerzes eine bessere therapeutische Wirksamkeit gegenüber den anderen Vertretern dieser Wirkstoffklasse [5, 12, 22]. Mit vier Nitratgruppen im Molekül weist PETN zudem die höchste Nitratgruppenanzahl dieser Arzneistoffklasse auf. PETN ist metabolisch instabil und wird hauptsächlich zu den pharmakologisch aktiven Biotransformationsprodukten Pentaerithrityltrinitrat (PEtriN), Pentaerithrityldinitrat (PEdiN), Pentaerithritylmononitrat (PEmoN) und Pentaerithritol umgewandelt [4, 25]. Sowohl die Primärmetaboliten als auch glucuronidierte Konjugate sind im Plasma nachgewiesen worden [3, 20]. Dem Di- und Mononitrat wird die therapeutische Hauptwirkung beigemessen [23]. Andere Arbeiten weisen auf hydrolytischen, nicht enzymatischen Abbau in biologischen Matrizes von PETN zu Produkten hin, die mit den enzymatisch gebildeten Metaboliten identisch sind [1, 27]. Der Arzneistoff PETN selbst besitzt scheinbar keine therapeutische Relevanz, da er nach oraler Applikation intestinal und hepatisch in wirksame Metabolite denitriert wird [13]. Das Gesamtwirkungsprofil von PETN ergibt sich letztlich aus der Summe der Einzelwirkungen seiner nitrathaltigen Metabolite.

Gegenstand der vorliegenden experimentell-pharmakologischen Arbeit war es, an einem isolierten Gefäßpräparat mit entsprechender Sensitivität für organische Nitrate vergleichende Analysen der vasodilatierenden Wirkung von PETN, seinen Metaboliten und den anderen offizinellen organischen Nitraten durchzuführen und um die experimentellen Grundlagen für die Prüfung neu synthetisierter Nitratverbindungen und anderer NO-Donoren zu legen.

Untersuchungen an isolierten Gefäßen mit PETN und seinen Metaboliten sind in der Vergangenheit an isolierten Gefäßen vom Kaninchen vorgenommen worden. Diese Versuche belegten bereits die starke gefäßrelaxierende Wirkung von PETN, PEtriN und GTN [11, 17].

Für die vorliegenden Untersuchungen wurden Pulmonalarterien vom Schwein verwendet. Diese Gefäßpräparate sind dem menschlichen sehr ähnlich

---
* Handelsname: Pentalong®

und haben sich unter anderem zur Charakterisierung von Serotoninrezeptoren bewährt [8, 9]. Wie in vorangegangenen Experimenten gezeigt werden konnte, reagiert die Pulmonalarterie vom Schwein sehr sensibel und rasch auf organische Nitrate. Darüber hinaus besitzt dieser Gefäßabschnitt ein Endothel mit einer hohen NO-Synthesekapazität, welche zur Messung endothelabhängiger Gefäßrelaxationen geeignet ist [7, 8]. Die Pulmonalarterie verfügt zudem über eine breite Rezeptorausstattung [6, 7], sodass dieses Modell im Rahmen der Forschung zur pulmonalen Hypertonie nützlich sein könnte. Die Pulmonalarterien sind hinsichtlich Präparation sowie Messung des Gefäßtonus relativ einfach zu handhaben und stellen ein preiswertes Untersuchungsobjekt dar.

Neben dem gefäßrelaxierenden Effekt der einzelnen Substanzen sollte untersucht werden, in welcher Weise die Anzahl der Nitratgruppen im Molekül mit der Wirkstärke korreliert. Weiterhin stellte sich die Frage, ob Verschiebungen der Konzentration-Wirkungskurve durch Hemmung der endothelialen NO-Synthese zu beobachten sind. In arteriosklerotischen Gefäßabschnitten, wo die Endothelbarriere und -funktion geschädigt sind, können organische Nitrate in die Gefäßmuskelzellen vermehrt eindringen und bioaktiviert werden [15, 16]. Andererseits wurde für Glyceroltrinitrat belegt, dass die NO-Freisetzung aus dem Nitrat in Abhängigkeit von der endogen verfügbaren NO-Ressource variiert [16]. Im Hinblick auf eine endotheliale Dysfunktion, bei der durch die Gabe von organischen Nitraten ein pathophysiologischer NO-Mangel substituiert wird, sind diese Ergebnisse von besonderem Interesse. Ziel der Arbeiten war weiterhin, eine direkte Wirkungsabhängigkeit der Organonitrate von der Guanylatcyclase, einem Schlüsselenzym für die Gefäßrelaxation, am Gefäßpräparat nachzuweisen.

■ Methode

Für die Experimente wurden frische Schweinelungen vom Schlachthof verwendet. Kleine Seitenäste der Arteria pulmonalis wurden freipräpariert, entnommen und von Lungenparenchym und Bindegewebe befreit. Die Gefäße wurden bei Zimmertemperatur sofort in eine Petrischale gebracht, die mit Krebs-Henseleit-Nährlösung folgender Zusammensetzung (mM): NACl 118, KCL 4,7, $CaCL_2$ 2,5, $MgSO_4$ 1,2, KH_2PO_4 1,2, $NaHCO_3$ 25, Glucose 11 (pH 7,4 und 37 °C) gefüllt war. Gefäße, die in den folgenden zwei Tagen für die Experimente verwendet werden sollten, wurden im Kühlschrank (2–8 °C) unter Luftabschluss aufbewahrt. Innerhalb von 24 Stunden erfolgte ein Austausch der Krebs-Henseleit-Nährlösung. Die Gefäßringe (2–3 mm lang und 1,5–2 mm breit) wurden jeweils zwischen L-förmigen Metallhaken in einem Organbad (10 ml) fixiert. Die Lösung wurde permanent mit einer Mischung von 95% O_2/5% CO_2 begast und auf 37 °C konstant temperiert. Die Spannungsänderung wurde kontinuierlich isometrisch über einen Kraftaufnehmer (F 30 Hugo Sachs Elektronik, March-Hugstetten, Germany) registriert, durch einen Brückenverstärker (Hugo Sachs Elektronik, March-Hugstetten, Germany) verstärkt und mittels Mehrkanalschreiber aufgezeichnet.

Versuchsablauf

Zu Beginn jedes Experiments wurden die Gefäßringe mit einer Vorlast von 20 mN gespannt und während der Versuchsdauer aufrechterhalten. Nach einer Adaptationszeit von 60 min erfolgte ein Wechsel der Nährlösung nach jeweils 15 min. Die Gefäßringe wurden in Abständen von 45 min stimuliert, beginnend mit KCl (45 mM) und dann dreimal mit Prostaglandin F_2 (3 µM) bis zur konstanten Einstellung der Kontraktionsamplitude.

Im Anschluss an die dritte Zugabe von $PGF_{2\alpha}$ nach Erreichen des Kontraktionsplateaus, wurde schrittweise kumulativ in steigenden Konzentrationen die zu prüfende Substanz dem Organbad zugesetzt. Die Zugabe der nächsten höheren Teilkonzentration erfolgte jeweils dann, wenn sich nach Inkubation der vorhergehenden kleineren Teilkonzentration ein Relaxationsgleichgewicht eingestellt hatte. Die Integrität des Endothels wurde anhand der durch Bradykinin (10 nM) hervorgerufenen endothelabhängigen Gefäßrelaxation beurteilt, die einen Maximaleffekt von mindestens 80% bezogen auf die vorherige maximale Kontraktion betragen muss. Eine Relaxation nach Zugabe von Bradykinin (10 nM) trat nicht auf, wenn das Endothel mechanisch mittels eines aufgerauten Plastikstabs entfernt wurde. Weiterhin wurden die Gefäßringe 15 min vor Auslösung der Kontraktion mit dem NO-Synthaseinhibitor L-NAME (0,2 mM) inkubiert. Zur Untersuchung der Wirkungsabhängigkeit der organischen Nitrate von der Guanylatcyclase wurden die Gefäßringe ebenfalls 15 min vor Auslösung der Kontraktion mit dem NO-sensitiven Guanylatcyclase-Inhibitor ODQ (10 µM) versetzt.

Substanzen

Folgende Substanzen wurden verwendet: Bradykinintriacetat und Prostaglandin $F_{2\alpha}$ (PG $F_{2\alpha}$) (Serva, Heidelberg, Germany), N^G-Nitro-L-Argininmethylester (L-NAME) (Research Biochemicals Int., Natick, MA, USA), 1H-[1,2,4]-Oxadiazole[4,3-a]quinoxalin-1-one (ODQ) (Alexis, Läufelfingen, Switzerland), Glyceroltrinitrat (GTN) (Merck, Darmstadt, Germany), Isosorbiddinitrat (ISDN), Isosorbidmononitrat (ISMN), Pentaerithrityltetranitrat (PETN), Pentaerithrityltrinitrat (PEtriN), Pentaerithrityldinitrat (PEdiN), Pentaerithritylmononitrat (PEmoN) und Pentaerithritol (freundlicherweise von D. Stalleicken zur Verfügung gestellt).

Datenanalyse

Die Ergebnisse wurden als Mittelwerte ± SEM von n separaten Versuchen dargestellt. Die Signifikanzberechnung erfolgte mit dem t-Test für unabhängige Stichproben, ein signifikanter Unterschied wurde für $p < 0,05$ festgelegt. Alle Berechnungen der Mittelwerte ± SEM sowie Berechnungen der Regressionsgeraden erfolgte mit dem Programm Microsoft Excel, Origin und GraphPad Prism. Die pD_2-Werte stellen den negativen Logarithmus der molaren EC_{50}-Werte dar.

■ Ergebnisse

Einfluss der Nitratgruppen auf die Gefäßrelaxation

Die Konzentration-Wirkungsbeziehungen der untersuchten Nitrate hinsichtlich ihrer vasorelaxierenden Wirkung an der Arteria pulmonalis sind in Abbildung 1 dargestellt. PETN erwies sich in diesen Untersuchungen als organisches Nitrat mit der stärksten vasodilatierenden Potenz, dicht gefolgt von GTN und PEtriN, die eine nahezu gleich starke Gefäßwirkung besaßen (Tabelle 1). Die Unterschiede sind nicht signifikant. Ein deutlich geringerer gefäßrelaxierender Effekt wurde bei den Di- und Mononitraten beobachtet. Sowohl das Di- als auch Mononitrat des Isosorbids wirkten allerdings signifikant stärker relaxierend als das entsprechende Pentaerithritoldi- bzw. mononitrat.

Insgesamt betrachtet jedoch, korreliert die Abfolge der vasodilatierende Potenz am isolierten Gefäß gut mit der Zahl der Nitratgruppen im Molekül, wie aus den pD_2-Werten in Tabelle 1 ersichtlich ist.

Einfluss des Endothels

Um zu prüfen, ob die gefäßrelaxierende Wirkung von der Integrität des Endothels bzw. der NO-Synthese abhängig ist, wurde das Endothel der Gefäße mechanisch entfernt (keine Relaxation auf Bradykinin) und zusätzlich die

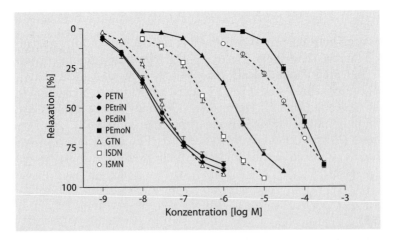

Abb. 1. Konzentrationswirkungskurven von Pentaerithrityltetranitrat (PETN), Pentaerithrityltrinitrat (PEtriN), Pentaerithrityldinitrat (PEdiN), Pentaerithritylmononitrat (PEmoN), Glyceroltrinitrat (GTN), Isosorbiddinitrat (ISDN) und Isosorbidmononitrat (ISMN) an $PGF_{2\alpha}$(3 μM)-vorkontrahierten Pulmonalarterien vom Schwein in vitro. Die gefäßrelaxierende Wirkung ist in Prozent zu der durch $PGF_{2\alpha}$ ausgelösten Vorkontraktion dargestellt. Mittelwerte ± SEM von 6–9 separaten Versuchen

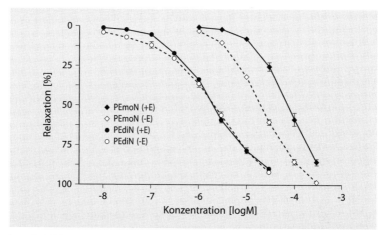

Abb. 2. Vasorelaxierende Wirkung von Pentaerithrityldinitrat (PEdiN) und Pentaerithritylmononitrat (PEmoN) an PGF$_{2\alpha}$(3 µM)-vorkontrahierten Pulmonalarterien mit intaktem Endothel (+E) und mechanisch geschädigtem Endothel mit zusätzlicher Blockade mit L-NAME (0,2 mM) (−E). Die gefäßrelaxierende Wirkung ist in Prozent zu der durch PGF$_{2\alpha}$ ausgelösten Vorkontraktion dargestellt. Mittelwerte ± SEM von 6–7 separaten Versuchen

Tabelle 1. Vergleich der relaxierenden Wirkung (pD$_2$) organischer Nitrate an PGF$_{2\alpha}$(3 µM)-vorkontrahierten Pulmonalarterien vom Schwein mit intaktem Endothel (+E) und mechanisch geschädigtem und durch L-NAME (0,2 mM) – Blockade inaktiviertem Endothel (−E) in vitro. Mittelwerte ± SEM

Substanz	mit Endothel (+E)	n	ohne Endothel (−E)	n
PETN	7,62 ± 0,03	9	7,92 ± 0,04	3
PEtriN	7,53 ± 0,04	8	7,94 ± 0,08	4
PEdiN	5,68 ± 0,02	6	5,72 ± 0,03	6
PEmoN	4,14 ± 0,02	7	4,70 ± 0,02	6
GTN	7,44 ± 0,02	6	7,60 ± 0,04	5
ISDN	6,37 ± 0,03	7	6,24 ± 0,02	2
ISMN	4,48 ± 0,03	9	4,48 ± 0,07	3

endotheliale NO-Synthase nach Vorinkubation mit L-NAME gehemmt. Dabei zeigte sich, dass die Konzentration-Wirkungskurve des PEdiN, nicht signifikant verschoben wird in den auf diese Weise deendothelialisierten Gefäßen, in Vergleich zu Gefäßen mit intaktem Endothel (Abb. 2). Für PEmoN war jedoch in deendothelialisierten Gefäßen die Gefäßrelaxation stärker ausgeprägt (Abb. 2). Insgesamt gesehen konnte eine Verschiebung der Konzentration-Wirkungskurve durch Ausschaltung des Endothels in unseren Untersuchungen mit PETN, seinen Metaboliten, GTN, ISDN und ISMN nur in geringem, teilweise nicht signifikantem Ausmaß beobachtet werden (Tabelle 1).

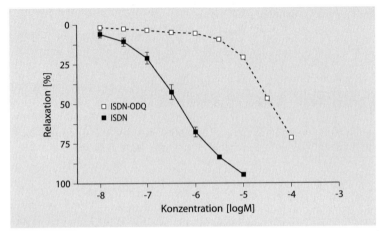

Abb. 3. Vasorelaxierende Wirkung von Isosorbiddinitrat (ISDN) an PGF$_{2\alpha}$(3 µM)-vorkontrahierten Pulmonalarterien mit intaktem Endothel und Hemmung der vasorelaxierenden Wirkung von Isosorbiddinitrat durch Blockade der NO-sensitiven Guanylatcyclase durch ODQ (10 µM). Die gefäßrelaxierende Wirkung ist in Prozent zu der durch PGF$_{2\alpha}$ ausgelösten Vorkontraktion dargestellt. Mittelwerte - SEM von 3–6 separaten Versuchen

Einfluss von ODQ

Um nachzuweisen, ob die vasodilatierende Wirkung der untersuchten Nitratester auf eine Aktivierung der löslichen Guanylatcyclase in der glatten Muskelzellen zurückzuführen ist, wurden die Experimente in Gegenwart von ODQ, einem Inhibitor der NO-sensitiven Guanylatcyclase durchgeführt. ODQ alleine hatte keinen Eigeneffekt auf den Gefäßtonus. Für alle verwendeten Nitrate konnte eine direkte Wirkungsabhängigkeit von der Guanylatcyclase belegt werden, wie beispielhaft für Isosorbiddinitrat in Abbildung 3 dargestellt. Durch Hemmung der Guanylatcyclase mit ODQ (10 µM) wurde die Konzentration-Wirkungskurve der Nitrate um durchschnittlich zwei Zehnerpotenzen nach rechts verschoben.

■ Diskussion

In den vorliegenden Untersuchungen konnte die starke vasorelaxierende Wirkung von PETN, PEtriN und GTN erstmals auch an der isolierten Pulmonalarterie vom Schwein belegt werden. Diese Ergebnisse stimmen sehr gut mit Daten überein, die an isolierten Gefäßabschnitten vom Kaninchen erhoben wurden und eine halbmaximale Relaxation im unteren nanomolaren Bereich ergaben [11, 17]. In vitro korreliert demnach die vaskuläre Wirksamkeit mit der Anzahl der Nitratgruppen im Molekül. Im Gegensatz dazu waren bei isolierten Koronararterien vom Schwein die genannten drei Nitrate beim Vergleich der EC$_{50}$-Werte um mehr als eine Zehnerpotenz schwächer wirksam [10, 26].

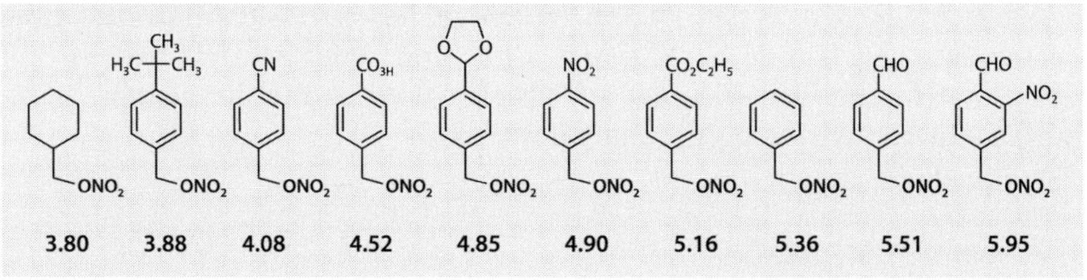

Abb. 4. Vergleich der vasorelaxierenden Wirkung (pD_2) von zehn unterschiedlichen Mononitraten an der Koronararterie vom Schwein mit intaktem Endothel (Daten von Weßler et al. [26])

Bemerkenswert ist, dass der Di- als auch Mononitratester des Isosorbids deutlich stärker gefäßwirksam war als PediN, bzw. PEmoN. Diese Ergebnisse sprechen dafür, dass in der Gruppe der organischen Nitrate neben der Anzahl der Nitratgruppen im Molekül ebenso strukturchemische und physikochemische Parameter einen Einfluss auf die Wirksamkeit besitzen. Es stellt sich die Frage, ob die Affinität und Aktivität des organischen Nitrat-Gesamtmoleküls an einem endogenen Biopolymer, z. B. an der mitochondrialen Aldehyddehydrogenose, wesentlich zur Pharmakodynamik des Moleküls beiträgt. Weßler et al. [26] fanden in ihren Untersuchungen an der Koronararterie vom Hausschwein, dass Benzylmononitrat eine 300-mal stärkere Gefäßwirkung als das formal ähnliche Cyclohexylmononitrat aufweist. Darüber hinaus wurden auch innerhalb der Gruppe der Benzylmononitrate durch Variation der Substituenten im Bereich des die Nitratfunktion transportierenden organischen „Trägermoleküls" erhebliche Unterschiede in der Gefäßwirksamkeit aufgezeigt (Abb. 4). Daher sind weiterführende Untersuchungen zur Aufklärung von Struktur-Wirkungsbeziehungen innerhalb der Gruppe der organischen Nitrate von großem Interesse.

Die Befunde an der Arteria pulmonalis zeigten weiterhin, dass die untersuchten Nitrate mit geschädigter Endothelfunktion und -barriere gleichstark bzw. gering stärker vasorelaxierend wirken als bei intaktem Endothel. Einige Daten aus der Literatur [15, 16] belegen, dass organische Nitrate an Gefäßen, an denen das Endothel mechanisch entfernt wurde, vielfach stärker wirken als in Gefäßabschnitten mit intaktem Endothel. Eine Hemmung der endothelialen NO-Synthese kann einerseits durch mechanische Schädigung des Endothels, andererseits durch Inhibierung der endothelialen NO-Synthase durch L-NAME erfolgen. Eine vollständige reproduzierbare mechanische Schädigung bzw. Entfernung des Endothels erweist sich jedoch als schwierig, da bei diesem Verfahren auch sehr leicht die Gefäßmuskelzellen beschädigt werden können. Die Kontraktions- und Relaxationsfähigkeit der Gefäße wird während des späteren Experiments dadurch eingeschränkt. Aus diesem Grund wurde hier das Gefäßendothel nur gering mechanisch geschädigt und zusätzlich die NO-Synthese durch L-NAME inhibiert. Möglicherweise trägt das Ausmaß der Endothelschädigung zu einer verstärkten Wirkung der Nitrate an arteriosklerotisch geschädigten Gefäßen bei [24]. Vermutet wird, dass durch endogen in den Endothelzellen gebildetes NO die Bioaktivierung der organischen Nitrate herabgesetzt wird, und somit in Gefäßarealen mit geschädigtem Endothel schneller NO liberiert wird und in der glatten Gefäßmuskulatur zur Wirkung gelangen kann [21].

■ Zusammenfassung

Es wurden vergleichende Untersuchungen zur Relaxation an $PGF_{2\alpha}$ vorkontrahierten Pulmonalarterien vom Schwein mit folgenden organischen Nitraten durchgeführt: Pentaerithrityltetranitrat (PETN), Pentaerithrityltrinitrat (PEtriN), Pentaerithrityldinitrat (PEdiN), Pentaerithritylmononitrat (PEmoN), Glyceroltrinitrat (GTN), Isosorbiddinitrat (ISDN) und Isosorbidmononitrat (ISMN). Dabei zeigte sich, dass die vasodilatierende Wirkung mit der Anzahl der Nitratgruppen im Molekül korreliert (pD_2-Werte): PETN (7,62±0,03), PEtriN (7,53±0,04), PEdiN (5,68±0,02), PEmoN (4,14±0,02), GTN (7,44±0,02), ISDN (6,37±0,03), ISMN (4,48±0,03). Andererseits nimmt auch das strukturgebende Kohlenstoffgerüst Einfluss auf die Wirkungsstärke, was auch durch die unterschiedliche Aktivität innerhalb einer Gruppe von zehn unterschiedlichen Mononitraten deutlich wird.

Die untersuchten Nitrate wirken an vorsichtig mechanisch deendothelisierten und zusätzlich mit L-NAME geblockten Gefäßen gleich stark bzw. gering stärker als an Gefäßen mit intaktem Endothel. Die Wirkung der organischen Nitrate ist von der Aktivität der Guanylatcyclase in den Gefäßmuskelzellen abhängig, wie die Untersuchungen mit dem selektiven Inhibitor der NO-sensitiven Guanylatcyclase ODQ zeigen.

Es kann geschlussfolgert werden, dass die Pulmonalarterie vom Schwein ein geeigneter Gefäßabschnitt zum Nachweis einer Vasodilatation ist und sich daher für weiterführende Untersuchungen sowohl mit bewährten und neuartigen organischen Nitraten als auch anderen NO-Donoren eignet.

■ Ausblick

Zur Zeit sollen PETN, die PETN-Metabolite Pentaerithrityltrinitrat, Pentaerithrityldinitrat und Pentaerithritylmononitrat im Vergleich zu den anderen offizinellen organischen Nitraten hinsichtlich ihres Verhaltens bei der Ausbildung von Tachyphylaxie bzw. Toleranz untersucht werden. Um dieses Phänomen klar zu erkennen, ist im Vorfeld die Versuchsanordnung für diese Aufgabenstellung zu berücksichtigen. Bei der Toleranzentwicklung handelt es sich um eine Gewöhnung, die nach wiederholter Applikation eines Arzneimittels auftritt. Hingegen tritt bei der Tachyphylaxie sehr rasch – in Minuten bis Stunden – auch nach einmaliger höherer Dosierung eine deutliche Abschwächung des vasodilatierenden Effekts ein. Die normale Wirkung ist nach Absetzen des Arzneistoffs innerhalb kurzer Zeit wieder auslösbar [2, 19].

Literatur

1. Blinks PR, French CE, Nicklin S, Bruce NC (1996) Degradation of pentaerythritol tetranitrate by Enterobacter cloacae PB2. Appl Environ Mircobiol 62:1214–1219
2. Bowman WC, Rand MJ (1980) Textbook of Pharmacology. Blackwell Scientific Publications, Oxford, London, Edinburgh, Melbourne
3. Crew M, Melgar MD, Di Carlo FJ (1975) Pentaerythritol tetranitrate and metabolites in rat plasma. J Pharmacol Exp Ther 192:218–223
4. Davidson IW, Miller HS Jr, Di Carlo FJ (1970) Absorption, excretion and metabolism of pentaerythritol tetranitrate by humans. J Pharmacol Exp Ther 175:42–50
5. Fink B, Bassenge E (1997) Unexpected, tolerance-devoid vasomotor and platelet actions of pentaerithrityl tetranitrate. J Cardiovasc Pharmacol 30:831–836
6. Glusa E, Adam C (2001) Endothelium-dependent relaxation induced by cathepsin G in porcine pulmonary arteries. Br J Pharmacol 133:422–428
7. Glusa E, Paintz M, Bretschneider E (1996) Relaxant and contractile responses of porcine pulmonary arteries to thrombin and thrombin receptor activating peptides. Semin Thromb Haemost 22:261–265
8. Glusa E, Pertz HH (2000) Further evidence that 5-HT-induced relaxation of pig pulmonary artery is mediated by endothelial 5-HT$_{2B}$ receptors. Br J Pharmacol 130:692–698
9. Glusa E, Roos A (1996) Endothelial 5-HT receptors mediate relaxation of porcine pulmonary arteries in response to ergotamine and dihydroergotamine. Brit J Pharmacol 119:330–334
10. Horstmann A, Pietig G, Abuo-Rehma G, Fricke U, Lehmann J (2002) Vasorelaxation of diazeniumdiolates in isolated coronary arteries parallels nitric oxide release. Arch Pharm Med Chem 335 (Suppl. 1) 128
11. Hüsgen B, Noack E, Kojda G (1995) Comparison of the vasorelaxing effect of different nitrovasodilators in conductive arterial and venous blood vessels. In: Schrör K, Pace-Asciak CR (Herausg) Mediators in the Cardiovascular System: Regional Ischemia. Agents and Actions 45 (Suppl.) 183–187. Birkhäuser Verlag Basel
12. Jurt U, Gori T, Ravandi A, Babaei S, Zeman P, Parker JD (2001) Differential effects of pentaerithritol tetranitrate and nitroglycerin on the development of tolerance and evidence of lipid peroxidation: a human in vivo study. J Am Coll Cardiol 38:854–859
13. King SY, Fung HL (1984) Rapid microbiol degradation of organic nitrates in rat excreta. Reexamination of the uninary and fecal metabolite profiles of pentaerithritol-tetranitrate in the rat. Drug Metab Dispos 12(3):353–357
14. Kojda G (1997) Pentaerithrityltetranitrat – NO-vermittelte Vasoprotektion und Hämodynamik. Steinkopff Verlag, Darmstadt
15. Kojda G, Behne M, Noack E (1991) The influence of endothelium on the extent of nitrate tolerance. Naunyn Schmiedeberg's Arch Pharmacol 344:R 115
16. Kojda G, Behne M, Noack E (1992) Attenuation of nitrate activity and tolerance by intact endothelium. J Vascul Res 29:151
17. Kojda G, Hacker A, Noack E (1998) Effects of nonintermittent treatment of rabbits with pentaerythritol tertanitrate on vascular reactivity and superoxide production. Eur J Pharmacol 355:23–31
18. Kutz C., Paintz M., Glusa E (1998) Inhibition of thrombin-induced contractile responses by protein kinase inhibitors on porcine pulmonary arteries. Exp Toxic Pathol 50:497–500

19. Mutschler E (Hrsg.)(2001) Arzneimittelwirkungen – Lehrbuch der Pharmakologie und Toxikologie. Wissenschaftliche Verlagsgesellschaft mbH, Stuttgart
20. Neurath GB, Dünger M (1977) Blood levels of the metabolites of glyceryl trinitrate and pentaerythritol tetranitrate after administration of two-step preparation. Arzneim- Forsch/Drug Res 27:416–419
21. Noack E (1995) Basalpharmakologische Eigenschaften und vaskuläre Selektivität von PETN. In: Schneider HT, Stalleicken D (Hrsg) Pentaerithrityltetranitrat: Beiträge zum klinischen und pharmakologischen Status. Steinkopff Verlag, Darmstadt, S 37–42
22. Pfaffenrath V, de la Motte S, Harrison F, Rüthning C (1998) Wirkungen von Pentaerithrityltetranitrat, Isosorbidmononitrat und Placebo auf den Kopfschmerz und auf die Beeinträchtigung der Arbeitsfähigkeit gesunder Probanden. Arzneim-Forsch/Drug Res 48:646–650
23. Stalleicken D (2001) Pentaerithrityltetranitrat: Therapierelevanter Wissensstand zu Pharmakologie und Klinik. Steinkopff Verlag, Darmstadt, S 13
24. Stalleicken D, Schröder H, Erdmann E (2002) Pentaerithrityltetranitrat: Therapie der koronaren Herzkrankheit mit PETN im Vergleich zu anderen Nitraten. Deutsche Apotheker Zeitung 15:46–50
25. Weber W, Michaelis K, Luckow V, Kuntze U, Stalleicken D (1995) Pharmacokinetics and biovailability of pentaerythrityl tetranitrate and two of its metabolites. Arzneim-Forsch/Drug Res 45:781–784
26. Weßler C, Homann A, Fricke U, Lehmann J (2003) NO donors, part 8 [1]: Synthesis and vasodilarting activities of substituted benzylnitrates compared to cyclohexylmethylnitrate and GTN. Eur J Med Chem 38:581–586
27. White GF, Snape JR, Nicklin S (1996) Biodegradation of glycerol trinitrate and pentaerythritol tetranitrate by agrobacterium radiobacter. Appl Environ Microbiol 62:637–642

6 Superoxidbildung und mitochondriale Aldehyddehydrogenase-Aktivität: Vergleich der Wirkungen von Pentaerithrityltetranitrat (PETN*) mit weiteren Nitrovasodilatatoren

A. Daiber, M. Oelze, K. Sydow, M. Wendt, A. L. Kleschyov, T. Münzel

■ Einleitung

Organische Nitrate (z. B. Nitroglyzerin, GTN) finden breite Anwendung bei der Behandlung von kardiovaskulären Erkrankungen wie der stabilen und instabilen Angina [1]. Dennoch ist ihre Anwendung aufgrund der raschen Entwicklung der Nitrat-Toleranz sowie der so genannten Kreuz-Toleranz limitiert, welche durch eine verminderte Sensitivität gegenüber dem organischen Nitrat bzw. endothelabhängigen Vasodilatatoren gekennzeichnet sind [2, 3]. Die gefäßrelaxierende Wirkung der organischen Nitrate beruht nach allgemeiner Ansicht auf der Freisetzung von Stockstoffmonoxid (NO), welches als „endothelium-derived relaxing factor" (EDRF) den Signalweg stimuliert, der über die lösliche Guanylatzyklase (sGC) sowie die cGMP-abhängige Kinase (cGK-I) letztendlich zur Absenkung der Ca^{2+}-Spiegel in den Glattmuskelzellen und damit zur Relaxation führt [4–6]. Eine Störung des NO-Signalweges durch erhöhte Spiegel von reaktiven Spezies (z. B. Radikale) [7] sowie eine gestörte Biotransformation von GTN durch Enzymsysteme wie die Xanthin-Oxidoreduktase [8], Glutathion-S-Transferasen [9] sowie Zytochrom-P450-Systeme [10] werden für die Entwicklung der Toleranz und Kreuz-Toleranz verantwortlich gemacht. Vor kurzem wurde die mitochondriale Aldehyddehydrogenase (mtALDH) als GTN bioaktivierendes Enzym identifiziert und eine oxidative Hemmung postuliert [11]. Dieser Befund liefert die lange gesuchte Verbindung zwischen Toleranz und Kreuz-Toleranz bzw. dem oxidativen Stress-Konzept und der verminderten GTN-Biotransformation und erlaubt, diese Phänomene über einen durch die Nitrate induzierten oxidativen Stress zu erklären.

Wir wissen heute, dass mehrere organische Nitrate in der Lage sind eine Nitrat-Toleranz zu induzieren. Hierzu gehören das Isosorbid-5-mononitrat, Isosorbiddinitrat und Glyzerintrinitrat [12]. Im Gegensatz dazu wurde PETN als organisches Nitrat beschrieben, das bei Langzeit-Therapie keine Toleranz induziert und weniger Nitrat-Kopfschmerz als Begleiterscheinung zeigt [13, 14] und zusätzlich antioxidative Eigenschaften (über Ferritin, Hämoxygenase: CO, Bilirubin) besitzt, die es von anderen Nitraten abheben [15, 16]. Im

---

* Handelsname: Pentalong®

Hinblick auf diese Befunde wurden in dieser aktuellen Studie folgende Fragestellungen bearbeitet:
- Spielt die mitochondriale Aldehyddehydrogenase auch bei der Nitrat-Toleranz eine Rolle, die durch eine *In-vivo*-Behandlung mit Nitroglyzerin hervorgerufen wird?
- Gibt es mehrere Stoffwechselwege, die organische Nitrate zu relaxierenden Spezies biotransformieren können?
- Werden auch andere Nitrate neben Nitroglyzerin durch die mitochondriale Aldehyddehydrogenase bioaktiviert?
- Wie wirkt sich eine Akutgabe von PETN im Vergleich zu anderen organischen Nitraten (GTN, ISDN, ISMN) auf die Bildung von reaktiven Sauerstoff- und Stickstoff-Spezies (ROS und RNS) in isolierten Mitochondrien aus und wie auf die Aktivität der mitochondrialen Aldehyddehydrogenase?

Methoden

Tiermodell, *In-vivo*-Nitrat Toleranz

Wistar Ratten wurden entweder zur Kontrolle mit Ethanol oder mit Nitroglyzerin gelöst in Äthanol behandelt [17]. Es wurden osmotische Minipumpen implantiert, die eine konstante Menge Nitroglyzerin über einen Zeitraum von 3 Tagen freisetzten (0,48 µmol/h).

Organbadstudien

Aortenringe wurden in isometrische Spannungsmesser eingehängt, mit Phenylephrin (0,6 µM) auf 70% der maximalen KCl-Konstriktion vorkontrahiert und die dosisabhängige Relaxation auf verschiedene organische Nitrate gemessen [7]. Der Organbad-Puffer enthielt Indometacin (10 µM), um die prostazyklin-abhängige Relaxation zu unterdrücken. In einigen Experimenten wurden die Aortenringe mit verschiedenen ALDH-Inhibitoren vorinkubiert. Die Effekte von Antioxidantien wie Ebselen und Harnsäure auf eine *in-vivo*-induzierte Nitrat-Toleranz wurden in Organbaduntersuchungen getestet [18].

Effekte von ALDH-Inhibitoren auf die nitratinduzierte Aktivierung der cGMP-abhängigen Kinase und der löslichen Guanylatzyklase

Aortenringe (1 cm) wurden mit verschiedenen organischen Nitraten mit oder ohne Benomyl (ein sensitiver ALDH-Inhibitor) inkubiert und in flüssigem Stickstoff schockgefroren, homogenisiert und mittels SDS-PAGE und Western-Blot-Technik untersucht [19, 20]. Die Phosphorylierung des VASP (**va**sodilator **s**timulated **p**hosphoprotein) an der Aminosäure Serin 239 wurde mit einem P-VASP-spezifischen monoklonalen Antikörper (Calbiochem) quantifiziert. Wir wissen aufgrund von früheren Untersuchungen, dass das Ausmaß der Phosphorylierung exakt der Aktivität der cGMP-abhängigen Kinase (cGK-I) entspricht. Die sGC-Aktivität in den Homogenaten wurde mit Hilfe eines nichtradioaktiven cGMP-Assays (Ammersham) bestimmt.

Effekte von verschiedenen Nitraten auf die Aktivität der Aldehyddehydrogenase in isolierten Herz-Mitochondrien

Mitochondrien aus Rattenherzen wurden wie beschrieben isoliert [21]. Die Aktivität der mtALDH wurde über die Umwandlung von Benzaldehyd zu Benzoesäure mittels einer HPLC-Methode gemessen. Die Effekte verschiedener organischer Nitrate auf die mtALDH-Aktivität wurden nach einer Akutgabe bzw. einer Inkubation für 30 min bestimmt. Die Auswirkungen einer *In-vivo*-Nitroglyzerin-Behandlung auf die Aktivität der mtALDH wurde anhand von Mitochondrien bestimmt, die aus Herzen von kontroll- bzw. nitroglyzerinbehandelten Tieren isoliert wurden.

Auswirkungen einer In-vivo-Nitrat-Therapie auf die Bildung reaktiver Sauerstoff- und Stickstoff-Spezies in isolierten Herz-Mitochondrien und Aortenringen

Die nitratinduzierte Bildung von mitochondrialen reaktiven Sauerstoff- und Stickstoff-Spezies wurde mittels L-012 (100 µM, ein Luminol Analog) Chemilumineszenz gemessen. Hierzu wurde die mitochondriale Atmung mit dem Komplex-II-Substrat-Succinat (5 mM) stimuliert. Die Bildung von reaktiven Spezies in isolierten Aortenringen von kontroll- und nitroglyzerinbehandelten Kaninchen wurde wie beschrieben bestimmt [18].

■ Ergebnisse und Diskussion

Oxidativer Stress und Nitrat-Toleranz

Um zu unterstreichen, welche Rolle oxidativer Stress bei der Entwicklung der Nitrat- und Kreuz-Toleranz spielt, stellen wir zunächst einige Ergebnisse aus einer gerade erschienenen Publikation vor [18]. Abbildung 1 zeigt die um einen Faktor 3 erhöhte Bildung von reaktiven Sauerstoff- und Stickstoff-Spezies in Aortenringen von Kaninchen, die entweder mit Placebo oder Nitroglyzerin-Pflastern behandelt wurden. Diese Erhöhung wurde durch die antioxidative Wirkung von Harnsäure annähernd und durch Gabe von Ebselen komplett normalisiert. Sowohl Harnsäure als auch Ebselen wurden als gute Fänger für Peroxynitrit ($ONOO^-$) bzw. peroxynitritgebildete Radikale beschrieben. Auch in der Kontrolle konnten diese Antioxidantien das Chemilumineszenz-Signal absenken, was mit der Tatsache übereinstimmt, dass schon unter physiologischen Bedingungen im Organismus reaktive Spezies (z. B. Radikale) entstehen.

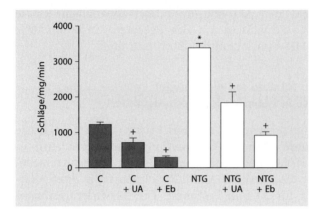

Abb. 1. Effekte einer In-vivo-Nitroglyzerin-Behandlung auf die Luminol-Chemilumineszenz (reaktive Sauertsoff- und Stickstoff-Spezies) in Kaninchen-Aortenringen. C = Placebo behandelt, NTG = Nitroglyzerin behandelt, UA = Harnsäure und Eb = Ebselen (je 100 µM)

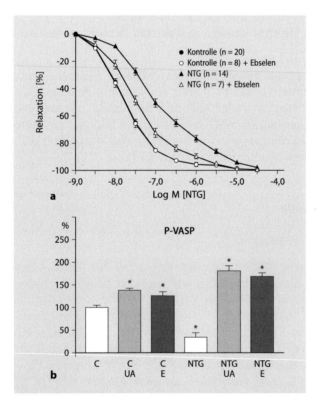

Abb. 2. a Effekte einer In-vitro-Inkubation von Aortenringen aus Kontroll- und toleranten (NTG) Kaninchen mit Ebselen (100 µM) auf die nitroglyzerinabhängige Relaxation. **b** Effekte einer In-vitro-Inkubation von Aortenringen aus Kontroll- und toleranten (NTG) Kaninchen mit je 100 µM Ebselen (E) und Harnsäure (UA) auf die cGMP-abhängige Kinase(cGK-I)-Aktivität, gemessen anhand der VASP Serin-239-Phosphorylierung

Die Abbildungen 2a und 2b zeigen, dass diese Absenkung der reaktiven Spezies im Gefäß durch Harnsäure und Ebselen auch signifikante Auswirkungen auf die nitroglyzerinvermittelte Vasodilatation haben kann. Die im toleranten Gefäß deutlich verschlechterte Relaxation auf Nitroglyzerin wird im Beisein von Ebselen nahezu komplett normalisiert (Abb. 2a). In ähnlicher Weise zeigen Ebselen und Harnsäure einen dramatischen Effekt auf den NO-Signalweg gemessen anhand der Aktivität der cGMP-abhängigen Kinase (P-VASP). Durch eine NTG-Behandlung wird die Aktivität der cGK-I drastisch inhibiert und durch eine Inkubation mit Peroxynitrit-Inhibitoren wie Harnsäure und Ebselen mehr als normalisiert (Abb. 2b).

Rolle der Aldehyddehydrogenase bei der Bioaktivierung von Nitroglyzerin

Nach einer neuen Hypothese von Stamler und Mitarbeitern ist die mitochondriale Aldehyddehydrogenase für die Bioaktivierung von Nitroglyzerin verantwortlich und eine Inaktivierung durch Oxidation von Thiolgruppen (-SH) im aktiven Zentrum könnte eine Erklärung für die Entwicklung der nitroglyzerininduzierten Nitrat-Toleranz darstellen [11]. Diese Hypothese wurde anhand von *in-vitro*-induzierter Nitrat-Toleranz von der Arbeitsgruppe von Jonathan Stamler aufgestellt und in einer Kooperation mit seiner Arbeitsgruppe für *in-vivo*-induzierte Nitrat-Toleranz verifiziert. Abbildung 3 zeigt Ergebnisse von Organbadstudien, die belegen, dass die ALDH eine wesentliche Rolle bei der Bioaktivierung von Nitroglyzerin spielt. Auf der linken Seite wurden Aortenringe von placebobehandelten Ratten untersucht und eine starke Rechtsverschiebung der Nitroglyzerin-Dosis-Wirkungskurve beobachtet, wenn der ALDH Inhibitor Chloralhydrat bzw. das natürliche Substrat Acetaldehyd (wirkt als kompetitiver Inhibitor der GTN-Bioaktivierung) zugegeben wurden. Diese Rechtsverschiebung konnte mit toleranten Gefäßen von *in-vivo*-nitroglyzerinbehandelten Ratten nicht beobachtet werden (siehe rechte Seite von Abb. 3), was darauf hindeutet, dass in diesen toleranten Gefäßen die ALDH bereits durch die Nitroglyzerin-Behandlung inaktiviert war. Ein weiterer Befund aus diesen Experimenten ist, dass es scheinbar zwei verschiedene Bioaktivierungswege für Nitroglyzerin gibt – einen, der bereits bei nanomolaren Konzentrationen eine Rolle spielt und durch die mtALDH vermittelt wird und ein weiterer Weg, der erst im mikromolaren Bereich zum Tragen kommt. Ansonsten wäre nicht erklärbar, weshalb die ALDH-Inhibitoren und die Nitrat-Toleranz zwar im sensitiven nanomolaren Bereich eine starke Rechtsverschiebung der Nitroglyzerin-Dosis-Wirkungskurve bewirken, aber es bei etwa 10 µM Nitroglyzerin in beiden Fällen zu einer vollständigen Relaxation kommt (siehe Abb. 3).

Verschiedene Bioaktivierungswege für Nitroglyzerin

Zur Unterstützung dieser „Zwei-Wege-Theorie" stellen wir ausgesuchte Daten einer gerade erschienen Publikation vor [22]. Es gibt mehrere unabhängige Berichte, dass Nitroglyzerin in zellulären Systemen Stickstoffmonoxid frei-

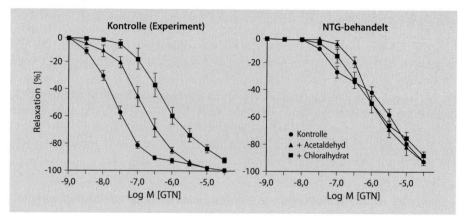

Abb. 3. Effekte einer Inhibition der mitochondrialen Aldehyddehydrogenase (ALDH-2) auf die nitroglyzerinabhängige Relaxation in Aortenringen von unbehandelten und nitroglyzerin(NTG)-in-vivo-behandelten Ratten. Die Effekte des ALDH-2-Inhibitors und Substrats (Chloralhydrat und Acetaldehyd, je 1 mM) waren in den toleranten Gefäßen nahezu abwesend, was auf eine Desensitivierung des Enzyms in der Toleranz schließen lässt. Die Daten sind Mittelwerte ± SEM aus 6–30 unabhängigen Experimenten

setzt (eine Übersicht gibt [4]). Interessanterweise wurde dieses Phänomen immer nur dann beobachtet wenn mit sehr hohen Konzentrationen von NTG im mikromolaren bzw. millimolaren Bereich gearbeitet wurde, und somit mit Konzentrationen, in denen das Gefäß bereits zu 100% relaxiert ist.

Um der Frage nachzugehen, ob NO in der Tat für die GTN-induzierte Vasorelaxation verantwortlich ist, haben wir zwei kürzlich publizierte Methoden eingesetzt: Erstens die Methode zur Bestimmung der vaskulären NO-Bildung mit Hilfe der Elektronen-Spin-Resonanz-Technik (ESR, mit FeDETC$_2$ als Spintrap für NO) und zweitens die Bestimmung der Aktivität der cGMP-abhängigen Kinase mit Hilfe der VASP-Phosphorylierung. Beide Methoden erlauben es, die basale bzw. acetylcholininduzierte Bildung von Stickstoffmonoxid zu messen. Die Ergebnisse auf der rechten Seite von Abbildung 4 zeigen, dass bei Substanzen die nachweislich NO im Gefäß freisetzen wie z.B. das Calciumionophor (A23187) die NO-Bildung mit der Relaxationskinetik korreliert. Im Gegensatz dazu zeigt die linke Seite von Abbildung 4 eine klare Dissoziation zwischen nitroglyzerininduzierter Relaxation und NO-Freisetzung. Die nitroglyzerininduzierte Relaxation erreicht bereits bei einer Konzentration von 10 µM ihr Maximum, wohingegen die NO-Bildung erst bei dieser Konzentration beginnt. Die Konzentrationsschwelle von 10 µM ist dabei deckungsgleich mit der, die in Abbildung 3 bereits als Wechsel zwischen der ALDH-abhängigen Bioaktivierung und einem anderen Metabolisierungsweg beschrieben wurde.

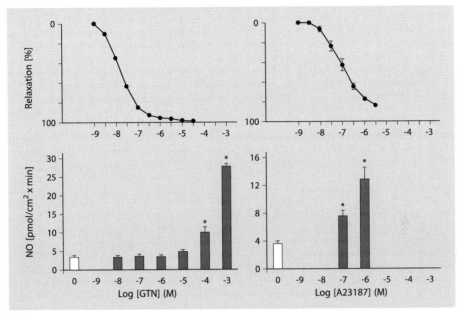

Abb. 4. Effekt verschiedener Nitroglyzerin(GTN)- und Calciumionophor(A23187)-Konzentrationen auf die Stickstoffmonoxid-Freisetzung und Relaxation in Gefäßen von unbehandelten Kaninchen. Daten sind Mittelwerte von 3–5 unabhängigen Experimenten

Rolle der Aldehyddehydrogenase bei der Bioaktivierung anderer organischer Nitrate

In weiteren Untersuchungen konnten wir zeigen, welche Rolle die ALDH bei der Bioaktivierung von Isosorbid-5-mononitrat (ISMN), Isosorbiddinitrat (ISDN) und Pentaerithrityltetranitrat (PETN) spielt. Die Strukturen der Nitrate sind in Abbildung 5 dargestellt. Zu diesem Zwecke wurde für die verschiedenen Nitrate im Organbad das Relaxationsverhalten von Aortenringen im Beisein oder Abwesenheit des ALDH-Inhibitors Benomyl untersucht. Wie in der Abbildung 6 dargestellt, führt eine ALDH-Inhibition durch Benomyl lediglich bei GTN und PETN zu einer signifikanten Rechtsverschiebung, was nahe legt, dass diese beiden organischen Nitrate zumindest teilweise von der Aldehyddehydrogenase bioaktiviert werden. Interessanterweise wirken beide Nitrate in einem Bereich von 10^{-9} bis 10^{-6} M vasodilatatorisch, sodass in der Tat postuliert werden kann, dass dieser Biotransformationsweg für beide Nitrate identisch ist. Für ISDN und ISMN konnte keine signifikante Rechtsverschiebung beobachtet werden.

Ein weiterer wichtiger Befund ist, dass ISDN die ca. 1000fache Konzentration benötigt, um dieselbe Relaxation wie PETN zu bewirken. Die Organbad Ergebnisse aus Abbildung 6 konnten anhand der P-VASP-Bildung (cGK-I-Aktivität) in isolierten Aortenringen bestätigt werden (nicht gezeigt). Auch hier zeigte PETN die stärkste Aktivierung der cGK-I (etwa 4fach gegenüber

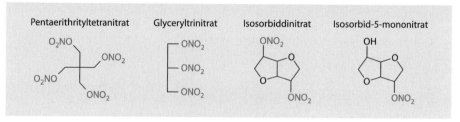

Abb. 5. Strukturen der verwendeten organischen Nitrate

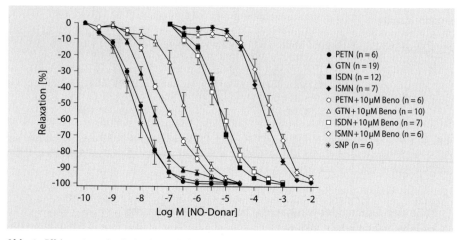

Abb. 6. Effekte einer durch In-vitro-Inkubation mit Benomyl (10 µM) induzierten Aldehyddehydrogenase-Inhibition auf die durch verschiedene organische Nitrate vermittelte Relaxation in Aortenringen von unbehandelten Ratten

GTN), gefolgt von dem endothelabhängigen Vasodilatator Acetylcholin, dem NO-Donor Natriumnitroprussid und GTN, die vergleichbar waren. ISDN erforderte eine 100fach höhere und ISMN eine gar 10000fach höhere Konzentration als GTN um eine vergleichbare cGK-I-Aktivierung auszulösen. Eine Inhibition der ALDH-Aktivität durch Benomyl zeigte bei PETN und GTN eine Halbierung der cGK-I-Aktivität. Auf die basale, acetylcholin-, natriumnitroprussid-, ISDN- und ISMN-stimulierte cGK-I-Aktivität hatte die Benomyl-Ko-Inkubation keinen signifikanten Effekt. Vergleichbare Effekte auf die sGC-Aktivität (cGMP-Bildung) wurden beobachtet, wenn PETN, GTN und ISDN zur Stimulation der sGC im Beisein oder Abwesenheit von Benomyl eingesetzt wurden (nicht gezeigt).

Effekt der organischen Nitrate auf die mitochondriale Bildung von reaktiven Sauerstoff- und Stickstoff-Spezies sowie auf die Aktivität der mitochondrialen Aldehyddehydrogenase

Abgeleitet von den Ergebnissen in Abbildung 6 kann man annehmen, dass die Reaktivität der organischen Nitrate mit der Zahl der Nitrat-Gruppen zunimmt und dies mit einer zunehmenden Vasodilatation korreliert. Das gleiche würde man für die Wirkung auf die Bildung von reaktiven Sauerstoff- und Stickstoff-Spezies erwarten. Abbildung 7 zeigt hingegen, dass PETN in dieser Reihe eine positive Ausnahme darstellt. ISMN bewirkt selbst im millimolaren Konzentrationsbereich keinen signifikanten Anstieg der reaktiven Spezies in isolierten Mitochondrien. ISDN zeigt erst im millimolaren Konzentrationsbereich einen signifikanten Anstieg, wohingegen GTN bereits bei einer Konzentration von 50 µM eine deutliche Zunahme des oxidativen Stresses in Mitochondrien induziert. PETN, entgegen den Erwartungen, erhöht die Bildung von Radikalen nur halb so stark wie GTN. Ob diese geringere Oxidative-Stress-Entwicklung etwas mit den für PETN beschriebenen antioxidativen Eigenschaften zu tun hat kann mit diesem Akutgabe-Modell

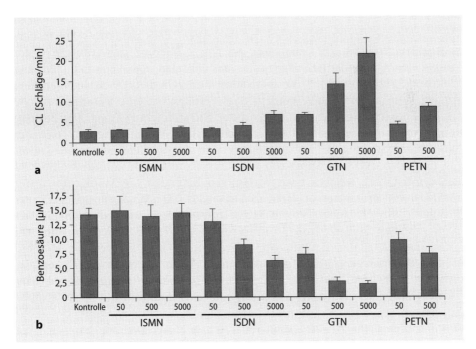

Abb. 7. a Die Effekte verschiedener organischer Nitrate (50–5000 µM) auf die Bildung reaktiver Sauerstoff- und Stickstoff-Spezies in isolierten Rattenherz-Mitochondrien wurden mittels L-012-(CL)-Chemilumineszenz gemessen. PETN konnte aufgrund seiner Löslichkeit nicht höher als 500 µM final eingesetzt werden. **b** Die Effekte verschiedener organischer Nitrate (50–5000 µM) auf die ALDH-2-Aktivität in isolierten Mitochondrien wurden mittels HPLC-Quantifizierung der enzymatischen Umwandlung von Benzaldehyd zu Benzoesäure gemessen

noch nicht beantwortet werden und erfordert weitere Untersuchungen nach Langzeitgabe *in vivo*.

Abbildung 7b zeigt die direkte Korrelation zwischen oxidativem Stress (Abb. 7a) und der mtALDH-Aktivität in isolierten Mitochondrien. ISMN zeigt keinerlei Effekt auf die mtALDH-Aktivität in Übereinstimmung mit der fehlenden Entwicklung von oxidativem Stress. ISDN zeigt eine dosisabhängige Abnahme der mtALDH-Aktivität, die mit der moderaten Zunahme bei der Bildung reaktiver Spezies korreliert. Dies zeigt eindeutig, dass eine Verdopplung der freien Radikale durch ISDN (5 mM) eine Halbierung der mtALDH-Aktivität bewirkt und zeigt, wie sensitiv dieses Enzym auf eine Verschiebung des Redox-Gleichgewichts reagiert. Bereits bei 50 µM GTN wird die mtALDH-Aktivität halbiert und bei 500 µM GTN erreicht sie ein Niveau, auf das auch die 10fache GTN-Dosis keinen zusätzlichen Effekt ausübt. Die mtALDH-Inaktivierung, die von 500 µM PETN induziert ist unterscheidet sich nicht sehr von der, durch 500 µM ISDN induzierten Inaktivierung.

■ Zusammenfassung und Ausblick

Die Ergebnisse der vorliegenden Studie zeigen, dass oxidativer Stress eine wesentliche Rolle für die Entstehung der Nitrat Toleranz spielt. Aufgrund der Effekte der Antioxidantien Harnsäure und Ebselen sowohl auf die Bildung reaktiver Spezies, als auch die Relaxation und cGK-I-Aktivität in toleranten Ringen kann angenommen werden, dass Peroxynitrit eine wesentliche Rolle für die Entwicklung und den Zustand der Nitrat-Toleranz spielt. Die Bildung von Peroxynitrit liegt nahe, da organische Nitrate die Bildung von reaktiven Sauerstoffspezies wie Superoxid steigern und zu gleicher Zeit als NO-Donoren fungieren. NO und Superoxid reagieren nahezu diffusionskontrolliert zu Peroxynitrit [23], welches nach vorläufigen Befunden die Thiolgruppen der mtALDH viel effizienter oxidiert als Superoxid oder Wasserstoffperoxid. Peroxynitrit nitriert auch Tyrosin-Reste in Proteinen, was wir anhand von stark erhöhten Spiegeln von 3-nitrotyrosinpositiven Proteinen im Endothel und subendothelialen Bereich von toleranten Gefäßen nachweisen konnten [3, 18]. Die hier gezeigten Ergebnisse unterstützen weiterhin die Hypothese, dass die mitochondriale Aldehyddehydrogenase eine wichtige Rolle bei der Bioaktivierung von Nitroglyzerin und Pentaerithrityltetranitrat spielt. Weiterhin zeigen sie, dass es zumindest zwei bioaktivierende Systeme für hochreaktive organische Nitrate geben muss. Eines dieser Systeme vermittelt die vasodilatatorische Wirkung von Nitroglyzerin (bei höheren Konzentrationen) direkt über NO, das andere über einen bisher nicht identifizierten Metaboliten oder eine direkte Wechselwirkung zwischen Nitroglyzerin und der löslichen Guanylatzyklase. Die Inaktivierung der mtALDH durch nitratinduzierten oxidativen Stress in isolierten Mitochondrien legt die Vermutung nahe, dass die bei Langzeit-Nitroglyzerin-Behandlung auftretende Toleranz ursächlich mit dieser Inaktivierung verbunden ist. Ähnliches könnte für PETN Gültigkeit haben, jedoch scheinen die beschriebenen antioxidativen Eigenschaften von PETN eine schützende Wirkung zu haben und die Inaktivierung der mtALDH zu verhindern. Nur *In-vivo*-Langzeit-Studien können zeigen, ob die fehlende Toleranz-Entwicklung bei PETN mit einer konservierten mtALDH-Aktivität einhergeht. Des Weiteren müssen Studien mit den PETN Metaboliten PETriN, PEDN und PEMN durchgeführt werden, um zu untersuchen, ob diese Metaboliten in isolierten Mitochondrien deutlich weniger oxidativen Stress verursachen und damit keine signifikante Inhibition der mtALDH bewirken. Dies würde erklären, dass PETN in Patienten keine Toleranz bzw. Kreuz-Toleranz bewirkt, aber gleichzeitig in ähnlichen Dosen wie ISDN verabreicht werden muss, da PETN sehr schnell metabolisiert wird und damit seine starke vasodilatatorische Wirkung verringert wird, was wiederum gleichzeitig wichtige enzymatische Systeme vor oxidativem Schaden bewahrt.

Danksagung. Wir danken H. Wieboldt und C. Kuper für ihre professionelle technische Assistenz.

Literatur

1. Abrams J (1995) The role of nitrates in coronary heart disease. Arch Intern Med 155:357–364
2. Mangione NJ, Glasser SP (1994) Phenomenon of nitrate tolerance. Am Heart J 128:137–146
3. Warnholtz A, Tsilimingas N, Wendt M, Munzel T (2002) Mechanisms underlying nitrate-induced endothelial dysfunction: insight from experimental and clinical studies. Heart Fail Rev 7:335–345
4. Feelisch M (1993) Biotransformation to nitric oxide of organic nitrates in comparison to other nitrovasodilators. Eur Heart J 14 (Suppl I):123–132
5. Ignarro LJ (2002) Nitric oxide as a unique signaling molecule in the vascular system: a historical overview. J Physiol Pharmacol 53:503–514
6. McDonald LJ, Murad F (1995) Nitric oxide and cGMP signaling. Adv Pharmacol 34:263–275
7. Munzel T, Sayegh H, Freeman BA, Tarpey MM, Harrison DG (1995) Evidence for enhanced vascular superoxide anion production in nitrate tolerance. A novel mechanism underlying tolerance and cross-tolerance. J Clin Invest 95:187–194
8. O'Byrne S, Shirodaria C, Millar T, Stevens C, Blake D, Benjamin N (2000) Inhibition of platelet aggregation with glyceryl trinitrate and xanthine oxidoreductase. J Pharmacol Exp Ther 292:326–330
9. Lau DT, Chan EK, Benet LZ (1992) Glutathione S-transferase-mediated metabolism of glyceryl trinitrate in subcellular fractions of bovine coronary arteries. Pharm Res 9:1460–1464
10. McDonald BJ, Bennett BM (1993) Biotransformation of glyceryl trinitrate by rat aortic cytochrome P450. Biochem Pharmacol 45:268–270
11. Chen Z, Zhang J, Stamler JS (2002) Identification of the enzymatic mechanism of nitroglycerin bioactivation. Proc Natl Acad Sci U S A 99:8306–8311

12. Abrams J (1987) Glyceryl trinitrate (nitroglycerin) and the organic nitrates. Choosing the method of administration. Drugs 34:391–403
13. Jurt U, Gori T, Ravandi A, Babaei S, Zeman P, Parker JD (2001) Differential effects of pentaerythritol tetranitrate and nitroglycerin on the development of tolerance and evidence of lipid peroxidation: a human in vivo study. J Am Coll Cardiol 38:854–859
14. Pfaffenrath V, de la Motte S, Harrison F, Ruthning C (1998) [Actions of pentaerithritol tetranitrate, isosorbide mononitrate and placebo on headache and ability to work of healthy subjects]. Arzneimittelforschung 48:646–650
15. Oberle S, Schwartz P, Abate A, Schroder H (1999) The antioxidant defense protein ferritin is a novel and specific target for pentaerithrityl tetranitrate in endothelial cells. Biochem Biophys Res Commun 261:28–34
16. Oberle S, Abate A, Grosser N, Hemmerle A, Vreman HJ, Dennery PA, Schneider HT, Stalleicken D, Schroder H (2003) Endothelial protection by pentaerithrityl trinitrate: bilirubin and carbon monoxide as possible mediators. Exp Biol Med (Maywood) 228:529–534
17. Munzel T, Li H, Mollnau H, Hink U, Matheis E, Hartmann M, Oelze M, Skatchkov M, Warnholtz A, Duncker L, Meinertz T, Forstermann U (2000) Effects of long-term nitroglycerin treatment on endothelial nitric oxide synthase (NOS III) gene expression, NOS III-mediated superoxide production, and vascular NO bioavailability. Circ Res 86:E7–E12
18. Hink U, Oelze M, Kolb P, Bachschmid M, Zou MH, Daiber A, Mollnau H, August M, Baldus S, Tsilimingas N, Walter U, Ullrich V, Munzel T (2003) Role for peroxynitrite in the inhibition of prostacyclin synthase in nitrate tolerance. J Am Coll Cardiol 42:1826–1834
19. Mulsch A, Oelze M, Kloss S, Mollnau H, Topfer A, Smolenski A, Walter U, Stasch JP, Warnholtz A, Hink U, Meinertz T, Munzel T (2001) Effects of in vivo nitroglycerin treatment on activity and expression of the guanylyl cyclase and cGMP-dependent protein kinase and their downstream target vasodilator-stimulated phosphoprotein in aorta. Circulation 103:2188–2194
20. Schulz E, Tsilimingas N, Rinze R, Reiter B, Wendt M, Oelze M, Woelken-Weckmuller S, Walter U, Reichenspurner H, Meinertz T, Munzel T (2002) Functional and biochemical analysis of endothelial (dys)function and NO/cGMP signaling in human blood vessels with and without nitroglycerin pretreatment. Circulation 105:1170–1175
21. Raha S, McEachern GE, Myint AT, Robinson BH (2000) Superoxides from mitochondrial complex III: the role of manganese superoxide dismutase. Free Radic Biol Med 29:170–180
22. Kleschyov AL, Oelze M, Daiber A, Huang Y, Mollnau H, Schulz E, Sydow K, Fichtlscherer B, Mulsch A, Munzel T (2003) Does nitric oxide mediate the vasodilator activity of nitroglycerin? Circ Res 93:e104–112
23. Beckman JS, Koppenol WH (1996) Nitric oxide, superoxide, and peroxynitrite: the good, the bad, and ugly. Am J Physiol 271:C1424–1437

7 Systolische Pulskontur-Analyse und ihre Anwendung in einer Studie zur hämodynamischen Interaktion von Pentaerithrityltetranitrat mit Sildenafil

J.J. Oliver, D. Webb

■ Einleitung

Sildenafil (Viagra®) ist das erste wirksame orale Medikament bei erektiler Dysfunktion verschiedenster Ätiologie. Unter den Bedingungen einer normalen, sexuellen Stimulation wird der Erektionsprozess durch die Freisetzung des atypischen Neurotransmitters Stickstoffmonoxid ermöglicht (NO), wobei die Produktion von zyklischem Guanosin-monophosphat (cGMP) induziert wird. Erhöhte Konzentrationen von cGMP führen zu einer Relaxation der glatten Muskulatur im Corpus cavernosum und damit zu einem Einströmen von Blut, was dann die Erektion ausmacht. Sildenafil hemmt selektiv die Phosphodiesterase Typ 5 (PDE5), welche in hohen Konzentrationen im Korpus cavernosum vorkommt und den Abbau von cGMP hemmt und somit eine Erektion begünstigt.

NO ist auch ein wichtiger Regulator an anderen Gefäßsystemen, indem es die tonische Entspannung der vaskulären glatten Muskulatur vermittelt. Die NO-cGMP-Signalkette verursacht eine Vasodilatation von Arterien und Venen, was zu einer Verminderung der Vor- und Nachlast des Herzens führt.

Nitrate wirken angianginös ebenfalls über dieses NO-cGMP-System, indem sie NO freisetzen. Sie werden deshalb auch als NO-Donatoren bezeichnet. Da Sildenafil und Nitrate an verschiedenen Ansatzpunkten dieses Systems angreifen, ist es nicht erstaunlich, dass frühere Untersuchungen eine massive Verstärkung der nitratinduzierten Hypotension durch Sildenafil zeigten [1]. Die gleichzeitige Gabe von Sildenafil und Nitraten ist daher kontraindiziert.

Allerdings muss bedacht werden, dass eine Reihe von Untersuchungen Unterschiede zwischen den einzelnen Nitraten belegen und es sich somit auch pharmakodynamisch nicht um eine homogene Klasse von Medikamenten handelt. So konnte in einer tierexperimentellen Untersuchung gezeigt werden, dass Sildenafil eine signifikant geringere Verstärkung der hypotensiven Pentaerithrityltetranitrat (PETN*)-Wirkung zeigt im Vergleich zu Gyceriltrinitrat (GTN) oder Isosorbidinitrat (ISDN) [2].

Die folgende Studie verglich an normalen Probanden die Interaktion von Sildenafil mit PETN bzw. Isosorbidmononitrat (ISMN). Die hierbei auch an-

---

* Handelsname: Pentalong®

gewandte Pulskontur-Analyse und ihre klinische Bedeutung sollen zunächst genauer beschrieben werden [3].

■ Methode der systolische Pulskontur-Analyse

An jeder beliebigen Stelle des arteriellen Gefäßbaumes wird die Form des Druckablaufs moduliert sowohl durch das in den Windkessel der Aorta ausgeworfene Schlagvolumen des Herzens als auch durch reflektierte Wellen, die im peripheren Gefäßbaum entstehen. Bei jüngeren, gesunden Personen mit sehr dehnbaren peripheren Arterien, sind diese reflektierten Wellen relativ langsam und sie kommen im Windkessel der Aorta erst in der Diastole an. Wenn jedoch die Arterien steifer werden, wie zum Beispiel im Alter, kommen die reflektierten Wellen schneller zurück und erreichen die herznahe Aorta schon in der Systole. Dadurch wird der zentrale, systolische Blutdruck als auch die Blutdruckamplitude erhöht und der Widerstand, gegen den das Herz das Schlagvolumen auswerfen muss, gesteigert (siehe Abb. 1).

In der täglichen Praxis wird der arterielle Blutdruck üblicherweise am Arm, also im Bereich der Brachialarterie, gemessen. Man muss jedoch annehmen, dass der herznahe Blutdruck in der Aorta eine viel bessere Einschätzung der Belastung des Herzens ermöglicht und dass er somit unmittelbarer als Risikofaktor für kardiovaskuläre Erkrankungen angesehen werden kann. Es ist plausibel, dass bei steifen Arterien der Sauerstoffbedarf des Herzmuskels gesteigert, die Koronardurchblutung umverteilt, und die Entwicklung einer Hypertrophie des Herzens gefördert wird. Dieses Phänomen wird noch verstärkt durch eine unelastischere herznahe Aorta, also einem

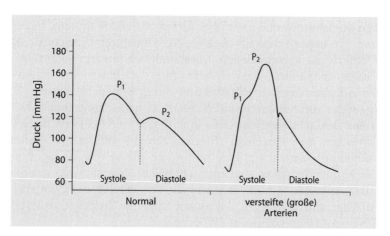

Abb. 1. Vergleich der zentralen (herznahen) Pulswellenform bei normalen und „steifen" Arterien (zum Beispiel im Alter). Links ist P_1 durch den Auswurf des Schlagvolumens, P_2 durch die reflektierte Welle verursacht. Bei steifen Arterien kommt die reflektierte Pulswelle schneller zurück; sie bildet P_1 und erhöht P_2. Nach [3]

Abschwächen ihrer Windkesselfunktion, wie sie durch denselben Alterungsprozess entstehen kann.

Eine diagnostische Herausforderung ist es somit, nichtinvasiv den zentralen Blutdruck zu bestimmen. Dies ist möglich mit Hilfe der systolischen Pulskontur-Analyse. Mit Hilfe der Applanationstonometrie, deren Anwendung-Routine bei der Messung des Augeninnendruckes ist, wird durch Auflegen des Messkopfes auf die Radialarterie die Pulskontur bestimmt und dann mit Hilfe validierter Transferfunktionen die zugrunde liegende Wellenkontur in der herznahen Aorta geschätzt. Eine klinisch wichtige, abgeleitete Größe ist der so genannte Augmentationsindex, der als ein in Zahlen fassbarer Indikator der Steifigkeit der großen Arterien benutzt werden kann.

Ergänzt wird die Pulskontur-Analyse noch durch die Bestimmung der Pulswellengeschwindigkeit [3]. Hierbei wird typischerweise die Pulswelle in einer herznahen Arterie (meist die Karotisarterie) und in einer peripheren Arterie (meist die Femoralarterie) aufgezeichnet und bei simultaner Messung direkt, bei sukzessiver Messung über die Referenz zur R-Spitze im EKG, die Zeitdifferenz zwischen den Zeitpunkten der systolischen Druckanstiege oder anderer markanter Punkte des Wellenablaufes ermittelt. Auch hiermit hat man ein Maß für die Steifigkeit der großen Arterien.

■ Klinische Bedeutung der Messung der arteriellen Steifigkeit

Eine erhöhte Pulswellengeschwindigkeit wurde im Zusammenhang mit verschiedenen kardiovaskulären Risikofaktoren einschließlich Alter, Hypercholesterinämie, Diabetes-Typ II und Bewegungsmangel beschrieben (Zitate in [3]). Darüber hinausgehend wurde in einer retrospektiven Studie an einer Kohorte von hypertensiven Patienten die Pulswellengeschwindigkeit als ein unabhängiger Prädiktor sowohl von kardiovaskulärer als auch von Gesamtmortalität beschrieben [4]. Die Risikosteigerung für eine Zunahme der Pulswellengeschwindigkeit um 5 m/s (ein relativer großer Wert) betrug 1,34 für die Gesamtmortalität und 1,51 für die kardiovaskuläre Mortalität.

Der eigenständige Wert einer Pulskontur-Analyse wurde in einer prospektiven Studie mit einer mittleren Beobachtungszeit von 52 Monaten an einer Kohorte von 180 Patienten mit terminaler Niereninsuffizienz untersucht [5]. Die Cox Analyse ergab folgende Risikofaktoren für die kardiovaskuläre und die Gesamtmortalität: Alter, Pulswellengeschwindigkeit, niedriger diastolischer Blutdruck, vorbestehende kardiovaskuläre Erkrankung und einen erhöhten Augmentationsindex in der Pulskontur-Analyse; Therapie mit ACE-Inhibitoren erwies sich als günstiger, prognostischer Faktor. Die Ergebnisse in Abhängigkeit vom Augmentationsindex sind in Abbildung 2 dargestellt.

Auch pharmakodynamische Wirkungen wurden mit der Pulskontur-Analyse untersucht. Die Ergebnisse deuten auf dosisabhängige Veränderungen nach Gabe von GNT hin. Eine niedrige Dosierung scheint zu einer Relaxation der muskulären Arterien mit einer Abschwächung der reflektierten Welle,

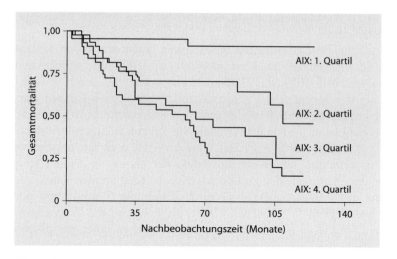

Abb. 2. Überlebenskurven für die Gesamtmortalität bei Patienten mit terminaler Niereninsuffizienz in Abhängigkeit von dem Augmentationsindex (AIX), geschätzt mit der Pulskontur-Analyse. Dargestellt sind vier Kurven für die vier Quartilen. Es ergibt sich ein Zusammenhang zwischen AIX und Gesamtmortalität. Nach [5]

eine mittlere Dosierung zu eine venösen Dilatation und ein hohe Dosierung zu einer artiolären Dilatation mit einer Verminderung des peripheren Widerstandes zu führen [6].

■ Vergleichende Untersuchung der Wirkung von Sildenafil auf die Hämodynamik nach PETN und ISMN bei Probanden

Sildenafil verstärkt erheblich die hypotensive Nitratwirkung und ist deshalb bei Nitrattherapie auch kontraindiziert. Diese pathophysiologische Interaktion hat sich in zahlreichen Fallberichten bestätigt. Eine klassische Untersuchung ist in Abbildung 3 wiedergegeben [1].

Andererseits muss es sich hierbei nicht um einen durchgehenden Klasseneffekt handeln. Hinsichtlich anderer klinischer Endpunkte konnte gezeigt werden, dass PETN eine Sonderstellung einzunehmen scheint [7].

In einem Tierversuch an wachen, chronisch instrumentierten Hunden wurden deshalb äquieffektive, submaximale Nitratdosen (90% einer maximalen Koronardilatation) von GTN, PETN und ISDN als 24-stündige Infusion gegeben. 30 Minuten nach Infusionsbeginn wurde Sildenafil (3 mg/kg) oral verabreicht. Die Ergebnisse hinsichtlich des systolischen Blutdrucks sind in Abbildung 4 zusammengefasst. Bereits noch vor Gabe von Sildenafil fällt auf, dass unter der äquieffektiven Dosis durch PETN ein signifikant geringerer RR-Abfall als durch GTN bzw. ISDN zu beobachten ist. Durch Sildenafil wird der RR-Abfall verstärkt, aber signifikant stärker unter GTN oder ISDN als unter PETN (siehe Abb. 4).

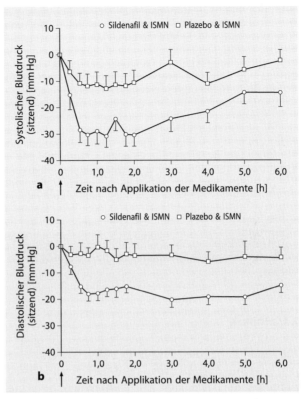

Abb. 3. Mittlere Unterschiede im peripheren Blutdruck (oben systolisch, unten diastolisch) nach gleichzeitiger Gabe von ISMN 20 mg und Sildenafil 50 mg oder Plazebo, n = 16. Unter zusätzlich Sildenafil kommt es zu einer Potenzierung der hypotensiven ISMN-Wirkung. Nach [1]

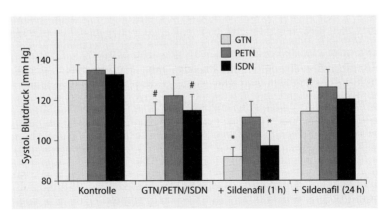

Abb. 4. Im Tierexperiment führen hinsichtlich der Koronardilatation äquieffektive Dosen zu einem signifikant stärkeren Abfall des systolischen Blutdruckes unter GTN oder ISDN als unter PETN. Die Potenzierung durch zusätzliche Gabe von Sildenafil ist nochmals signifikant deutlicher unter GTN und ISDN. Nach [2]

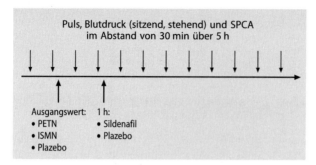

Abb. 5. Ablauf der Einzeluntersuchung. Nach Ermittlung der Ausgangswerte wurde das Nitrat (oder Plazebo) und 1 Stunde später Sildenafil (oder Plazebo) verabreicht

Wir überprüften an Probanden deshalb die Hypothese, dass es keine klinisch signifikante hämodynamische Interaktion zwischen PETN und Sildenafil gibt.

■ Methodik

8 gesunde Pobanden (mittleres Alter 25 Jahre) wurden in einer doppelblinden, plazebokontrollierten, randomisierten, 6fachen Crossover-Studie untersucht. Bei der jeweiligen Einzeluntersuchung erhielten sie entweder Plazebo/Plazebo, Plazebo/Sildenafil, PETN/Plazebo, ISMN/Plazebo, PETN/Sildenafil oder ISMN/Sildenafil. Der Verlauf der Einzeluntersuchung ist in Abbildung 5 dargestellt.

Messungen wurden für 5 Stunden in 30-minütigen Abständen durchgeführt. Registriert wurden der periphere, systolische und diastolische Blutdruck und mit Hilfe der Pulskontur-Analyse der zentrale systolische und diastolische Blutdruck, sowie der Augmentationsindex. PETN 80 mg, ISMN 20 mg oder ein PETN-Plazebo wurden zum Zeitpunkt 0 verabreicht, Sildenafil 50 mg oder ein Sildenafil-Plazebo eine Stunde später. Die Veränderungen wurden als Differenzen zum Ausgangswert und im Vergleich zu Plazebo mit Hilfe einer Varianzanalyse für wiederholte Messungen ausgewertet.

■ Ergebnisse

Die genaueren Verläufe der hämodynamischen Veränderungen sind in den Abbildungen 6 bis 10 detailliert wiedergegeben.

Diese Resultate kann man folgendermassen zusammenfassen:

Im Vergleich zu Plazebo reduzierte ISMN signifikant den peripheren, systolischen (–11(3) vs –4(2) mmHg, $p=0{,}02$) und diastolischen Blutdruck (–13(1) vs –3(1) mmHg, $P<0{,}01$), sowie den zentralen, systolischen (–13(2) vs. –3(2)

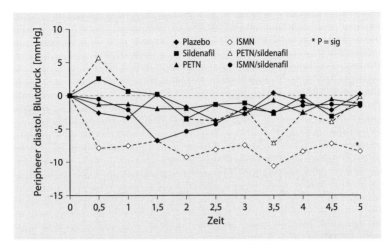

Abb. 6. Verlauf der Veränderungen des peripheren systolischen Blutdruckes bei den 6 untersuchten Schemata untersucht im Crossover-Design. Einzig unter ISMN kommt es zu einen signifikanten Abfall; eine Potenzierung durch Sildenafil tritt nicht auf

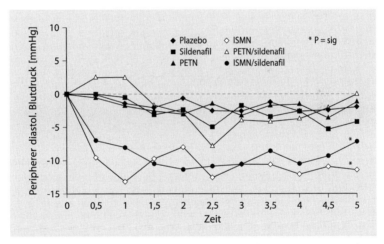

Abb. 7. Verlauf der Veränderungen des peripheren diastolischen Blutdruckes bei den 6 untersuchten Schemata untersucht im Crossover-Design. Unter ISMN kommt es zu einen signifikanten Abfall; eine Potenzierung durch Sildenafil tritt nicht auf

mmHg, $p<0,01$) und den zentralen, diastolischen Blutdruck (($-13(1)$ vs. $-3(1,3)$) mmHg, $p<0,01$). Im Gegensatz hierzu fanden sich keine siginifikanten RR-Senkungen unter PETN, was vor allem beim peripheren Blutdruck deutlich wird (Abb. 6–9). Der Augmentationsindex war sowohl unter PETN als auch unter ISMN signifikant reduziert (Abb. 10).

Eine Verstärkung der Nitratwirkungen durch Sildenafil konnte weder unter PETN noch unter ISMN beobachtet werden.

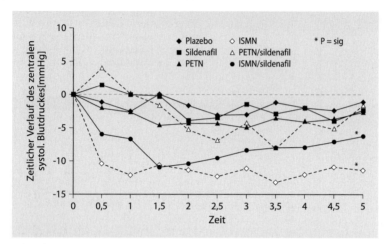

Abb. 8. Verlauf der Veränderungen des zentralen systolischen Blutdruckes bei den 6 untersuchten Schemata untersucht im Crossover-Design. Unter ISMN kommt es zu einen signifikanten Abfall; eine Potenzierung durch Sildenafil tritt nicht auf

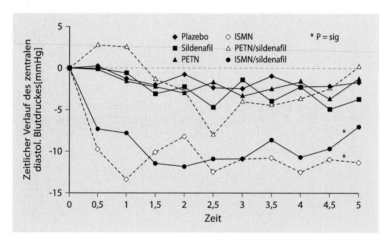

Abb. 9. Verlauf der Veränderungen des zentralen diastolischen Blutdruckes bei den 6 untersuchten Schemata untersucht im Crossover-Design. Unter ISMN kommt es zu einen signifikanten Abfall; eine Potenzierung durch Sildenafil tritt nicht auf

■ Zusammenfassung

Diese methodisch aufwendige, doppelblinde, randomisierte Crossover-Studie zeigte, dass es unter PETN 80 mg zu keiner signifikanten Absenkung der peripheren oder der mittels Pulskontur-Analyse geschätzen zentralen Blutdruckwerte bei gesunden, jungen Probanden kam. Im Gegensatz dazu kam es unter ISMN 20 mg für diese vier Messgrößen zu signifikanten und auch zahlenmäßig teils beträchtlichen Blutdrucksenkungen.

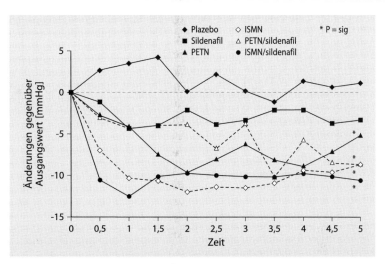

Abb. 10. Verlauf der Veränderungen des mittels der Pulskontur-Analyse errechneten Augmentationsindex bei den 6 untersuchten Schemata, untersucht im Crossover-Design. Während unter Plazebo oder unter der alleinigen Gabe von Sildenafil sich keine sicheren Veränderungen der Mittelwerte erkennen lassen, kommt es zu einem Abfall sowohl unter ISDN als auch unter PETN. Wider Erwarten tritt keine Verstärkung der Nitratwirkung durch die Gabe von Sildenafil auf

Entgegen den Ergebnissen früherer Untersuchungen und entgegen unserer Erwartungen gab es keine nachweisbare Verstärkung der ISMN-Wirkung durch Sildenafil. Somit konnte kein Unterschied in dieser Beziehung zu PETN gezeigt werden, was ebenfalls keine Interaktion mit Sildenafil zeigte. Weitere Untersuchungen, vorzugsweise in Patienten mit Angina pectoris, sollten die gestellte Fragestellung angehen, da ISMN 20 mg bei diesen Patienten wahrscheinlich nicht äquieffektiv zu PETN 80 mg ist.

■ Literatur

1. Webb DJ, Muirhead GJ, Wulff M, Sutton JA, Levi R, Dinsmore WW (2000) Sildenafile citrate potentiates the hypotensive effects of nitric oxide donor drugs in male patients with stable angina. J Am Coll Cardiol 26:25–31
2. Schwemmer M, Bassenge E, Stoeter M, Hartmann B, Hess U, Fink B (2001) Potentiation of sildenafil-induced hypotension is minimal with nitrates generating a radical intermediate. J Cardiovasc Pharmacol 38:149–155
3. Oliver JJ, Webb DJ (2003) Noninvasive assessment of arterial stiffness and risk of atherosclerotic events. Arterioscler Thromb Vasc Biol 23:554–566
4. Laurent S, Boutouyrie P, Asmar R, Gautier I, Laloux B, Guize L, Ducimetiere P, Benetos A (2001) Aortic stiffness is an independent predictor of all-cause and cardiovascular mortalitity in hypertensive patients. Hypertension 37:1236–1241
5. London GM, Blacher J, Pannier B, Guerin AP, Marchais SJ, Safar ME (2001) Arterial wave reflections and survival in end-stage renal failure. Hypertension 38:434–438

6. Jiang XJ, O'Rourke MF, Lin WQ, Liu LS, Li CW, Tai PC, Zhang XC, Liu SZ (2002) Quantification of glyceryl trinitrate effect through analysis of the synthesised ascending aortic pressure waveform. Heart 88:143–148
7. Fink B, Skatchkov M, Stalleicken D, Bassenge E (1997) Toleranzfreie Koronar- und Venodilatation bei günstigem Plättchenreaktionsmuster während nicht intermittierender Gabe von PETN: Unterschiede zwischen PETN und anderen Nitraten. In: Jähnchen E, Schneider HAT, Stalleicken D (Hrsg) Pentaerithrityltetranitrat – Strukkturchemische, zellbiologische und klinische Perspektiven. Steinkopff-Verlag, Darmstadt. S 1–8

8 Wirksamkeit und Verträglichkeit von drei verschiedenen Nitraten bei Patienten mit KHK

M. Kosmicki, J. Kowalik, B. Jedrzejczyk, Z. Sadowski

■ Einführung

Organische Nitrate waren unter den ersten Wirkstoffverbindungen, die in die klinische Praxis eingesetzt wurden. Die Ansichten zu ihrer Wirksamkeit gehen seit über hundert Jahren weit auseinander, obwohl sie in jüngster Zeit auf breiter Basis als antianginöse Medikamente Verwendung gefunden haben. Sublingual appliziertes Nitroglycerin wirkt unmittelbar antianginös und antiischämisch und ist bei Angina-pectoris-Anfällen (Murrell, 1879) hoch effektiv. Dennoch bleibt seine Wirksamkeit bei oraler Einnahme kontrovers, da eine streng intermittierende Dosierung des Medikaments erforderlich ist. Bei Isosorbiddinitrat handelt es sich um ein Medikament, das in der ersten Hälfte des zwanzigsten Jahrhunderts in die klinische Praxis eingeführt wurde (Krantz et al. 1939). Dieses Medikament kann auf verschiedene Weise appliziert werden. Dabei hat sich die orale Einnahme in klinischen Versuchen als wirksam erwiesen. Die antianginöse Wirkung von oral appliziertem Isosorbiddinitrat hängt von der Dosierung des Medikaments und der Art der galenischen Zubereitung (mit normaler oder retardierender Freigabe) ab. Isosorbiddinitrat gilt als das Standardnitrat und wurde daher von uns als Referenzmedikament gewählt. Als drittes Nitrat wurde Pentaerithrityltetranitrat untersucht. Dieses Medikament, das in ganz Europa über Jahrzehnte lang verwendet wurde, hat in den letzten Jahren starkes Interesse auf sich gezogen. Es gehört vermutlich zu den Nitraten, die nicht zur Entwicklung einer Toleranz führen, da es nicht zu einer erhöhten Superoxidproduktion führt (Fink und Bassenge 1997). Jedoch hegen einige Kliniker Zweifel daran, ob Pentaerithrityltetranitrat tatsächlich bei der Verminderung von Angina pectoris und Ischämie wirksam ist. Die klinische Wirksamkeit dieses Medikaments ist nach wie vor kontrovers, insbesondere bei Verabreichung in niedrigen Dosen. Pentaerithrityltetranitrat wird in der Leber schnell in Mono-, Di- und Trinitratderivate umgewandelt. Das Trinitrat-Metabolit ist biologisch hoch aktiv, während die Mono- und Dinitrat-Metabolite weniger aktiv sind (Davidson et al. 1970; Parker et al. 1975; Weber et al. 1995). Obwohl dieses Medikament über Jahre hinweg verwendet wurde, konnte seine korrekte Dosierung bisher noch nicht ermittelt werden.

Ziel dieser Studie ist es, die antianginöse Wirksamkeit und Nebenwirkungen dieser drei Nitrate bei Patienten mit stabiler Angina pectoris zu vergleichen. Die Medikamente wurden oral appliziert: 15 mg Nitroglycerin in Retardform (slow-release) (NTG-15), 80 mg Isosorbiddinitrat in Retardform (ISDN-80), 100 mg Pentaerithrityltetranitrat (PETN-100) in normalen Tabletten sowie ein Placebo. Alle untersuchten Substanzen sowie das Placebo wurden von Argon-Lek Polska (Lodz, Polen) bezogen.

Materialien und Methoden

In die Studiengruppe wurden 15 männliche Patienten zwischen 38 und 66 Jahre (Durchschnittsalter: 54,8 +/− 8 Jahre) eingeschlossen, die ambulant behandelt wurden. Bei allen bestand eine mittelschwere stabile Angina pectoris mit nicht weniger als 1-mal und nicht häufiger als 5-mal wöchentlich auftretenden Belastungsschmerzen in der Brust und ohne Ruheangina − Klasse II oder III nach dem funktionalen Klassifikationssystem der *Canadian Cardiovascular Society* (Campeau 1976). Bei 5 Patienten (33,3%) war in der Vergangenheit ein Myokardinfarkt eingetreten und 7 (46,7%) litten an durch Angiographie bestätigter signifikanter Stenose ($\geq 70\%$) mindestens eines Herzkranzgefäßes. Ein Patient hatte sich in den letzten dreizehn Monaten vor der Aufnahme in die Studie einer aortokoronaren Bypass-Operation (CABG) unterzogen. Die übrigen 2 Patienten, bei denen ein Mitralklappenprolaps auf Grundlage einer 2D-Echokardiographie ausgeschlossen worden war, litten an typischen Schmerzen im Brustbereich und einer signifikanten S-T-Streckensenkung (1,0 mm oder mehr). Es kann mit hoher Wahrscheinlichkeit davon ausgegangen werden, dass bei den nicht einer Angiographie unterzogenen Patienten ohne Vorgeschichte eines Myokardinfarkts oder CABG eine signifikante Verengung von mindestens einem Herzkranzgefäß vorlag (Ashley et al. 2000). Die folgenden Patienten wurden in die Studie aufgenommen: Patienten mit Belastungsangina über mindestens drei Monate, bei denen die Applikation antianginöser Medikationen (Beta-Blocker, Calciumantagonisten oder andere Nitrate mit Langzeitwirkung) vor der Aufnahme in die Studie ausgesetzt werden konnte. Sublinguale Nitrate (Sprays oder Tabletten) waren im Falle von Brustschmerzen erlaubt. In die Studie eingeschlossen wurden Männer mit positiven Ergebnissen beim Gehtest mit typischen anginösen Schmerzen und mit ischämischer S-T-Streckensenkung von mindestens 1,0 mm, 60 ms nach dem j-Punkt gemessen. Nur Patienten, die in der Lage waren, sich mehreren Gehtests zu unterziehen, wurden in die Studie eingeschlossen. Das Studienprotokoll wurde vom Ethikausschuss (Institut für Kardiologie, Warschau) genehmigt. Alle Patienten haben vor der Teilnahme an der Untersuchung eine Einwilligungserklärung (informed consent) unterzeichnet. Folgende Patienten wurden aus der Studie ausgeschlossen: Patienten mit instabiler Angina pectoris, Vorgeschichte mit Myokardinfarkt oder akutem Koronarsyndrom während der vorhergehenden drei Monate sowie Patienten, die sich in den vorangegangenen sechs Monaten einer CABG oder Koronarangioplastie (PTCA) unterzogen hatten. Weiterhin wurden Patienten mit klinisch signifikanter Hypertonie (über 160/100 mmHg) oder Hypotonie (Systolenwerte unter 110 mmHg), mit signifikanter Arrhythmie (Lown-Klasse über I) oder Leitungsstörungen ausgeschlossen. Patienten mit Herzinsuffizienz wurden genauso ausgeschlossen wie Patienten mit Insulinmangeldiabetes, Glaukom, Personen im fortgeschrittenen Stadium einer Begleitkrankheit oder Patienten mit Überempfindlichkeit gegenüber Nitraten. Die Belastungstoleranz wurde auf Grundlage einer Gesamtgehzeit auf einem Laufband (Walking time on a treadmill = WTT) während Belastungstests bewertet, während die Koronarreserve anhand der Gehzeit bis zu Angina pectoris (walking time to angina = WTA) und der Gehzeit bis zur Ischämie (walking time to ishemia = WTI), je nach verabreichtem Medikament, bewertet wurde. Die folgenden hämodynamischen Parameter wurden im Ruhezustand und bei aufeinander folgenden Gehtests ermittelt: Herzfrequenz, systolischer und diastolischer Blutdruck.

Den Patienten wurde in einer randomisierten placebokontrollierten doppelblinden Crossover-Studie eine einmalige orale Dosis NTG-15, ISDN-80, PETN-100 bzw. Placebo verabreicht. Die Medikamente wurden im Abstand von 48 Stunden nacheinander appliziert. An den Tagen, an denen die Patienten kein Studienmedikament erhielten, wurde ein Placebo appliziert (Washout-Zeitraum). Jeder zweite Patient aus Gruppe 1, die aus 8 Teilnehmern bestand, erhielt die untersuchten Medikamente in der oben angegebenen Reihenfolge. Die übrigen Patienten aus Gruppe 2 (7 Personen) erhielten die untersuchten Medikamente in der entgegengesetzten Reihenfolge: Placebo, PETN-100, ISDN-80 und NTG-15. Beim Alter der Patienten und der Intensität der Angina pectoris in beiden Gruppen lagen keine signifikanten Abweichungen vor. Die Verbesserungen der Belastungstoleranz bei Patienten mit stabiler Angina pectoris nach Verabreichung der Medikamente wurde mittels des maximalen Belastungstests (Maximal Symptom-Limited Exercise Test = ET) bewertet. Kriterien für den Abbruch des ET waren: Erreichen der maximalen Herzfrequenz, Brustschmerzen oder andere allgemein anerkannte Symptome (Gibbons et al. 2002). Der ET wurde vor der Einnahme des Medikaments oder Placebos durchgeführt sowie 2 und 6 Stunden nach der Einnahme. Die Tests wurden auf dem Laufband-Ergometer (Marquette CASE 15) mit Analyse der Daten per Computer nach dem Bruce-Protokoll durchgeführt. Um die maximale Wiederholbarkeit der Ergebnisse zu sichern, wurden alle Tests jeweils durch denselben Arzt zusammen mit seinem Team im gleichen Raum durchgeführt, in dem eine konstante Temperatur von 18–22 °C herrschte. An jedem Studientag wurde der erste ET mit den Patienten morgens zu einer festen Zeit (6.30–7.30 Uhr) vor den Mahlzeiten durchgeführt. An Testtag mussten die Patienten auf Zigaretten, Kaffee und Alkohol verzichten. Der antianginöse Wirkung wurde durch Vergleich der Belastungstoleranz (WTT) und Koronarreserve (WAT und WTI) bestimmt. Eine an Hand des EKG nachweisbare Ischämie wurde wie folgt bewertet: S-T-Strecken-Senkung von mindestens 0,1 mm in derselben Linie, gemessen 60 ms nach dem j-Punkt. Die hämodynamischen Basisparameter wie Herzfrequenz (HR), systolischer Blutdruck (SBP) und diastolischer Blutdruck (DBP) wurden nach zwei Minuten in liegender und in stehender Position sowie nach maximaler Anstrengung gemessen. Nebenwirkungen nach der Einmal-Dosis des jeweiligen Medikaments wurden in einem 6-stündigen Beobachtungszeitraum bewertet, während dessen die Patienten im Krankenhaus aufgenommen wurden.

Statistik

Es wurde eine statistische Analyse mit SAS Version 8.1. (SAS Institute Inc., Cary, North Carolina, USA) durchgeführt. Die Änderungen im Laufe der Zeit für jedes Nitrat gegenüber dem Placebo und ebenso die Unterschiede zwischen den untersuchten Medikamenten in der Studiengruppe wurden durch wiederholte Messungsanalysen der Varianz (ANOVA) bewertet. Die Daten wurden als Mittelwert +/– Standardfehler der Mittelwerte (SEM) dargestellt. $P < 0,05$ wurde als statistisch signifikant gewertet.

■ Ergebnisse

Abbildungen 1 und 2 stellen die Wirkung von NTG-15, ISDN-80 und PETN-100 im Vergleich zum Placebo auf die hämodynamischen Grundparameter dar (HR und SBP).

Ein Einfluss der oben genannten Medikamente auf die Herzfrequenz im Ruhezustand in liegender Position wurde im Vergleich zum Placebo nicht beobachtet. In stehender Position war ein Anstieg der mittleren HR-Werte um 9,4 min^{-1} (12,2% über den Placebo-Werten; $p < 0,01$) 2 Stunden nach der Einnahme von NTG-15 zu beobachten. Zwei Stunden nach der Einnahme von PETN-100 erhöhten sich die mittleren HR-Werte um 4,6 min^{-1} (6,0%; $p < 0,05$). Im Falle von ISDN-80 belief sich der Anstieg nach 2 Stunden auf 14,0 min^{-1} (18,2%; $p < 0,01$) und nach 6 Stunden auf 14,4 min^{-1} (17,4%; $p < 0,01$). Der signifikanteste HR-Anstieg in stehender Position wurde 2 Stunden nach der Einnahme von ISDN-80 verzeichnet – ein durchschnittlicher Anstieg von 9,4 min^{-1} (11,5%) im Vergleich zu PETN-100 ($p < 0,01$). Nach 6 Stunden wurde der signifikanteste Anstieg ebenfalls nach Applikation von ISDN-80 verzeichnet – mit einem Durchschnitt von 9,8 min^{-1} (11,2%) ($p < 0,01$) im Vergleich zu PETN-100 (Abb. 1). Ein Anstieg der HR während maximaler Belastung im Vergleich zum Placebo wurde nach der Einnahme aller drei oben genannter Nitrate festgestellt, was sich mit der größeren Anstrengung der Patienten nach der Einnahme der Medikamente in Verbindung bringen lässt (siehe unten).

Wir beobachteten eine signifikante Senkung des SBP im Ruhezustand im Vergleich zum Placebo in liegender wie auch stehender Position, sowohl 2 wie auch 6 Stunden nach Einnahme von NTG-15 und ISDN-80. Zwei Stunden nach Einnahme von NTG-15 fiel der SBP um durchschnittlich 16,6 mmHg (12,8% unter den Placebo-Werten; $p < 0,01$) in liegender Position und um durchschnittlich 21,0 mmHg (16,3%; $p < 0,001$) in stehender Position. Nach Einnahme von ISDN-80 fiel der SBP um durchschnittlich 17,3 mmHg (13,4%;

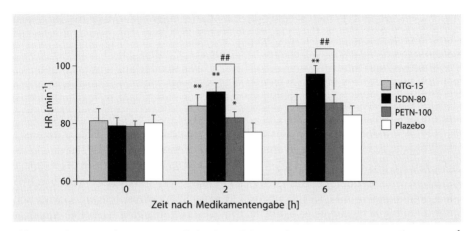

Abb. 1. Wirkung von drei Nitraten und Placebo auf die Herzfrequenz (HR) im Ruhezustand in min^{-1} in stehender Position nach einmaliger Applikation. Daten werden als Mittelwert von +/− SE angegeben. Abkürzungen – wie im Text. *=p<0,05; **=p<0,01 gegenüber Placebo; ##=p<0,01 zwischen zwei Nitraten

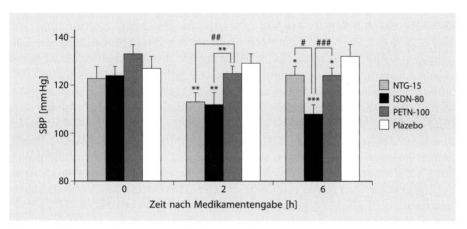

Abb. 2. Wirkung von drei Nitraten und Placebo auf den systolischen Blutdruck im Ruhezustand (SBP) in mmHg in liegender Position nach einmaliger Applikation. Daten werden als Mittelwert von +/− SE angegeben. Abkürzungen – wie im Text. *=p<0,05; **p<0,01 ***=p<0,001 gegenüber Placebo; #=p<0,05; ##=p<0,01, ###=p<0,001 zwischen zwei Nitraten

p<0,01) in liegender Position und um durchschnittlich 17,7 mmHg (13,7%; p<0,01) in stehender Position. Sechs Stunden nach Einnahme von NTG-15 sank der SBP um durchschnittlich 12,0 mmHg (9,1%; p<0,05) in liegender Position, während er um durchschnittlich 13,0 mmHg (10,0%; p<0,05) in stehender Position fiel. Nach Einnahme von ISDN-80 sank der SBP um durchschnittlich 23,7 mmHg (18,0%; p<0,001) in liegender Position und um durchschnittlich 24,7 mmHg (19,0%; p<0,001) in stehender Position. Nach Einnahme von PETN-100 beobachteten wir erst nach 6 Stunden eine Senkung des SBP um durchschnittlich 8,0 mmHg (6,1%; p<0,05) in liegender Position, und um durchschnittlich 7,7 mmHg (5,9%; p<0,05) in stehender Position. Die signifikanteste Senkung des SBP wurde in liegender Position nach Einnahme von ISDN-80 beobachtet. Im Vergleich zu PETN-100 sank der SBP um durchschnittlich 13,3 mmHg (10,6%; p<0,01) nach 2 Stunden und um durchschnittlich 15,4 mmHg (12,4%; p<0,001) nach 6 Stunden. Andererseits sank der SPB um durchschnittlich 11,4 mmHg (11,1%; p<0,05) nach 6 Stunden im Vergleich zu NTG-15. Jedoch konnte NTG-15 den SBP im Ruhezustand 2 Stunden nach der Einnahme signifikant um durchschnittlich 12,6 mmHg (10,2%; p<0,01) in liegender Position im Vergleich zu PETN-100 und um 15,3 mm Hg (12,4%; p<0,01) in stehender Position (Abb. 2) senken. Bei maximaler Anstrengung beobachteten wir eine signifikante Senkung des SBP sowohl 2 Stunden wie auch 6 Stunden nach Einnahme von ISDN-80 und nur 2 Stunden nach der Applikation von NTG-15. Jedoch hatte PETN-100 keinen Einfluss auf den SBP bei Belastung.

Eine signifikante Senkung des DBP im Ruhezustand um durchschnittlich 8,6 mmHg (10,1%; p<0,05) im Vergleich zum Placebo wurde 2 Stunden nach der Einnahme von NTG-15 in liegender Position und um 10,7 mm Hg (12,3%; p<0,01) in stehender Position beobachtet, ebenfalls nach Einnahme von ISDN-80 um 8,6 mmHg (10,1%; p<0,05) in liegender Position und um 11,0 mmHg (12,7%; p<0,01) in stehender Position. Zwei Stunden nach der Einnahme von PETN-100 wurde keine Wirkung auf den DBP beobachtet. Ebenso wurde 6 Stunden nach der Applikation aller 3 Nitrate keine Wirkung auf den DBP in liegender Position beobachtet. Allerdings erhöhten alle drei Medikamente den DBP in stehender Position 6 Stunden nach der Applikation: PETN-100 um durchschnittlich 6,0 mmHg (6,8%; p<0,05), NTG-15 um 8,0 mm Hg (9,1%; p<0,05) und ISDN-80 um 16,0 mmHg (18,2%; p<0,001). In stehender Position hatte ISDN-80 6 Stunden nach der Einnahme eine größere Wirkung auf die Senkung des DBP, nicht nur im Vergleich zum Placebo, sondern auch gegenüber PETN-100 und NTG-15. Der DBP fiel um 12,2% (p<0,01) im Vergleich zu PETN-100 und um 10,0% (p<0,05) im Vergleich zu NTG-15.

Die Abbildungen 3, 4 und 5 zeigen den Einfluss von NTG-15, ISDN-80 und PETN-100 auf WTT, WTA und WTI während des ET im Vergleich zum Placebo. Es wurden bei diesen Parametern keine signifikanten Abweichungen vor der Applikation aller drei untersuchten Medikamente und des Placebo festgestellt.

Eine verbesserte WTT wurde im Vergleich zum Placebo 2 sowie 6 Stunden nach Einnahme von NTG-15 beobachtet. Der Zeitraum verlängert sich um durchschnittlich 101,0 Sekunden (s) (34,3% über den Placebowerten; p<0,001) nach 2 Stunden an und um 67,9 s (23,1%; p<0,01) nach 6 Stunden. Ähnliche Beobachtungen wurden nach der Einnahme von ISDN-80 gemacht: nach 2 Stunden verlängerte sich die WTT um durchschnittlich 150,0 s (50,9%; p<0,001) und nach 6 Stunden um durchschnittlich 128,1 s (47,0%; p<0,001). Ähnlich verlängerte sich die WTT nach Einnahme von PETN-100 nach 2 Stunden um durchschnittlich 61,2s (20,8%; p<0,01) und um durchschnittlich 33,2 s (11,3%; p<0,05) nach 6 Stunden (Abb. 3).

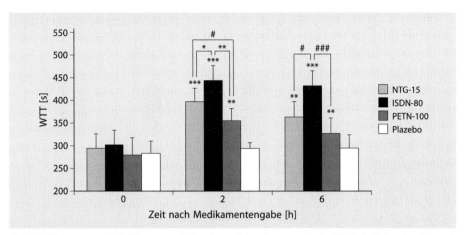

Abb. 3. Wirkung von drei Nitraten und Placebo auf die Gesamtgehzeit (WTT) in Sekunden (s) nach einmaliger Applikation. Daten werden als Mittelwert von +/− SE angegeben. Abkürzungen − wie im Text. * = p < 0,01; ** p < 0,001 gegenüber Placebo; # = p < 0,05; ## = p < 0,01, ### = p < 0,001 zwischen zwei Nitraten

Eine Verbesserung bei der WTA wurde 2 Stunden sowie 6 Stunden nach der Einnahme von NTG-15 im Vergleich zum Placebo beobachtet. Die WTA war nach 2 Stunden um durchschnittlich 101,3 s (34,8%; p < 0,001) verlängert und nach 6 Stunden um durchschnittlich 63,2 s (21,7%; p < 0,01). Ähnliche Beobachtungen wurden nach der Einnahme von ISDN-80 gemacht: nach 2 Stunden verlängert sich die WTA um durchschnittlich 150,8 s (51,8%; p < 0,0001) und nach 6 Stunden um 138,0 s (47,4%; p < 0,0001). Ähnlich wurde nach Einnahme von PETN-100 die WTA nach 2 Stunden um durchschnittlich 54,8 s (18,8%; p < 0,05) und nach 6 Stunden um durchschnittlich 30,6 s (10,5%, p < 0,05) verlängert (Abb. 4).

Eine verbesserte WTI wurde 2 nach 6 Stunden nach Einnahme von NTG-15 im Vergleich mit dem Placebo beobachtet. Die WTI verlängert sich nach 2 Stunden um durchschnittlich 127,0 s (48,7%; p < 0,001) und nach 6 Stunden um durchschnittlich 81,0 s (31,0%; p < 0,01). Ähnliche Beobachtungen wurden nach Einnahme von ISDN-80 gemacht. Die WTI wurde nach 2 Stunden um durchschnittlich 167,0 s (66,3%; p < 0,001) und nach 6 Stunden um durchschnittlich 151,0 s (57,9%; p < 0,001) verlängert. Im Falle von PETN-100 wurde die WTI-Verbesserung ebenfalls nach 2 Stunden und nach 6 Stunden festgestellt. Die WTI verlängerte sich 2 Stunden nach Einnahme des Medikaments um 82,0 s (32,5%; p < 0,01) und nach 6 Stunden um 36,0 s (13,8%; p < 0,05) an (Abb. 5).

Von den drei untersuchten Nitraten führte ISDN-80 zur signifikantesten Verbesserung von WTT, WTA und WTI. Zwei Stunden nach der Einnahme erhöhte ISDN-80 im Vergleich zu PETN-100 die WTT um 88,8 s (25,0%; p < 0,01), die WTA um 96,0 s (27,7%; p < 0,01) und die WTI um 85,0 s (25,5%; p < 0,01). Sechs Stunden nach der Einnahme verbesserte ISDN-80

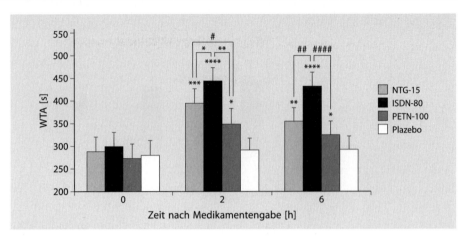

Abb. 4. Wirkung von drei Nitraten und Placebo auf Gehzeit bis zu Angina pectoris (WTA) in Sekunden (s) nach einmaliger Applikation. Daten werden als Mittelwert von +/− SE angegeben. Abkürzungen − wie im Text. *=p<0,05; **p<0,01 ***=p<0,001, ####=p<0,0001 gegenüber Placebo; #=p<0,05; ##=p<0,01, ###=p<0,0001 zwischen zwei Nitraten

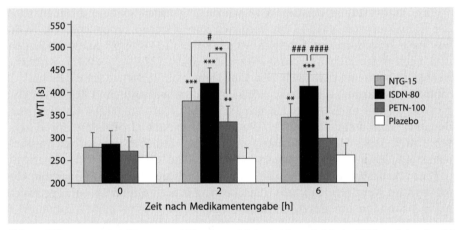

Abb. 5. Wirkung von drei Nitraten und Placebo auf Gehzeit bis zu Ischämie (WTI) in Sekunden (s) nach einmaliger Applikation. Daten werden als Mittelwert von +/− SE angegeben. Abkürzungen − wie im Text. *=p<0,05; **p<0,01 ***=p<0,001 gegenüber Placebo; #=p<0,05; ##=p<0,01, ###=p<0,001, ####=p<0,0001 zwischen zwei Nitraten

die WTT um durchschnittlich 104,9 s (32,1%; p<0,001), die WTA um durchschnittlich 107,4 s (33,4%; p<0,0001) und die WTI um durchschnittlich 115,0 s (38,7%; p<0,0001) im Vergleich zu PETN-100. Sechs Stunden nach der Einnahme verbesserte ISDN-80 die WTT um durchschnittlich 70,2 s (19,4%; p<0,01), die WTA um durchschnittlich 74,8 s (21,1%; p<0,01) und die WTI um durchschnittlich 70,0 s (20,5%; p<0,001) im Vergleich zu NTG-15. Aufgrund seiner antianginösen Wirkung zeigte NTG-15 zwei Stun-

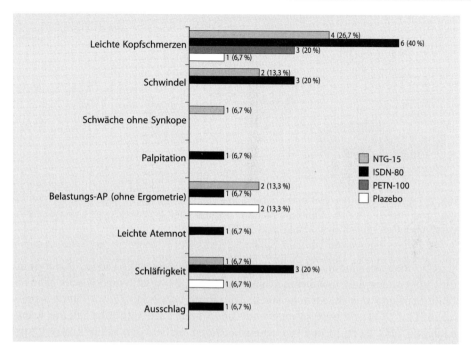

Abb. 6. Nebenwirkungen von drei Nitraten und Placebo über 6 Stunden nach einmaliger Applikation. Die Abbildung zeigt die Anzahl der Patienten mit Nebenwirkungen und den prozentualen Anteil dieser Patienten an der Gruppe (in Klammern)

den nach der Einnahme eine höhere Wirksamkeit als PETN-100. NTG-15 verbesserte die WTT um durchschnittlich 34,7 s (10,6%; $p<0,01$), die WTA um durchschnittlich 46,5 s (13,4%; $p<0,05$) und die WTI um durchschnittlich 45,0 s (15,2%; $p<0,05$). Jedoch waren 6 Stunden nach der Einnahme keine signifikanten Unterschiede zwischen NTG-15 und PETN-100 bei WTT, WTA und WTI festzustellen (Abb. 3, 4 und 5).

Die Nebenwirkungen nach der Einnahme der oben genannten Nitrate und des Placebo sind in Abbildung 6 dargestellt. Am häufigsten traten dabei Kopfschmerzen als Nebenwirkungen auf: bei 6 Patienten (40%) klagten darüber nach Einnahme von ISDN-80, 4 Patienten (26,7%) nach NTG-15 und 3 Patienten (20%) nach PETN-100 und ein Patient (6,7%) nach Placebo-Applikation. Tinnitus oder Schwindelgefühle traten bei 2 Patienten nach der Einnahme von NTG-15 und bei 3 Patienten nach Einnahme von ISDN-80 auf. Brustschmerzen oder Unwohlsein wurden bei 2 Patienten zwischen aufeinander folgenden ETs, in beiden Fällen am Tag der NTG-15- und Placebo-Applikation, festgestellt und bei einem Patienten am Tag der Einnahme von ISDN-80. Leichte Schmerzen ließen spontan nach Unterbrechung der Belastung nach. Es waren keine sublingualen Nitrate erforderlich. Müdigkeit trat bei 3 Patienten (20%) nach Einnahme von ISDN-80, bei einem nach dem

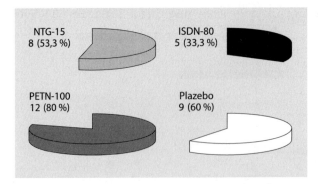

Abb. 7. Patienten ohne Nebenwirkungen über 6 Stunden nach einmaliger Applikation von drei Nitraten und Plazebo. Die Abb. zeigt die Anzahl der Patienten ohne Nebenwirkungen und den prozentualen Anteil dieser Patienten an der Gruppe (in Klammern)

Placebo und bei einem weiteren nach Einnahme von NTG-15 ein. Ein Patient wies allgemeine Schwäche ohne Symptome von Bewusstlosigkeit oder signifikante Senkung des Blutdrucks nach Einnahme von NTG-15 auf. Nach Applikation von ISDN-80 beobachteten wir bei einem Patienten eine leichte Kurzatmigkeit und Herzklopfen bei einem anderen. Es wurden keine klinisch signifikante Hypotonie oder orthostatische Hypotonie beobachtet. Bei einem Patienten beobachteten wir nach Einnahme von ISDN-80 Veränderungen der Haut auf dem Handrücken. An dem betreffenden Tag hatte der Patient jedoch eine andere Seife verwendet, so dass diese Hautreaktion unabhängig vom untersuchten Medikament aufgetreten sein könnte (Abb. 6).

Es wurden nach der Einnahme von NTG-15 bei 8 Patienten (53,3%) keine Nebenwirkungen festgestellt, nach Einnahme von ISDN-80 bei 5 Patienten (33,3%), nach Einnahme von PETN-100 bei 12 Patienten (80%) und nach Einnahme des Placebo bei 9 Patienten (60%). Damit war die größte Gruppe von Patienten ohne Nebenwirkungen die Gruppe, die PETN-100 erhalten hatte (Abb. 7). Während der Untersuchung kam es weder zu einem Todesfall noch zu einem Myokardinfarkt bei den Patienten.

■ Diskussion

Eine signifikante Verbesserung der allgemeinen Belastungstoleranz (WTT) und Koronarreserve (WTA und WTI) im Vergleich zum Placebo wurde 2 Stunden und 6 Stunden nach der Applikation aller untersuchten Nitrate festgestellt. Zwei Stunden nach Einnahme verbesserten ISDN-80 und NTG-15 diese Parameter im Vergleich zu PETN-100 signifikant (Verlängerung von WTT, WTA und WTI) und ISDN-80 führte zu einer Verbesserung von WTT und WTA im Vergleich zu NTG-15. Sechs Stunden nach der Einnahme führte ISDN-80 zu einer signifikanten Verbesserung bei WTT, WTA und WTI im Vergleich zu PETN-100 wie auch im Vergleich zu NTG-15. Jedoch führte NTG-15 zu keiner signifikanten Änderung dieser Parameter im Vergleich zu PETN-100. Damit war ISDN-80 2 Stunden sowie 6 Stunden nach der Einnahme wirksamer als PETN-100 und NTG-15.

Angesichts dieser Ergebnisse können wir folgern, dass ISDN-80 insbesondere 6 Stunden nach der Einnahme die stärkste antianginöse Wirkung zeigte; NTG-15 eine mäßige Wirkung hatte, während PETN-100 die geringste Wirkung verursachte, obwohl es sich dennoch um ein wirksames antianginöses Medikament handelte, dessen Wirkung innerhalb von 6 Stunden eintrat. Andere Autoren (Thadani et al. 1980; Silber 1990; Jurt et al. 2001) kamen zu ähnlichen Ergebnissen. Dennoch muss betont werden, dass ein direkter Vergleich von mehr als zwei Nitraten selten angestellt wurde.

Obwohl die Untersuchung an einer relativ kleinen Population vorgenommen wurde, rechtfertigte die Glaubwürdigkeit der Analyse den Einsatz einer randomisierten, placebokontrollierten, doppelblinden Crossover-Studie. Eine weitere Einschränkung des Versuchs lag in der Tatsache, dass die Anzahl der Patienten in zwei Untergruppen nicht genau gleich war (7 und 8 Patienten). Jedoch unterschieden sich weder das Alter der Patienten noch die Intensität der Angina pectoris bei beiden Untergruppen signifikant.

In dieser Studie haben wir die antianginöse Wirksamkeit der bewerteten Nitrate nur nach einmaliger Einnahme verglichen. Die Wirkung der oben genannten Medikamente auf die allgemeine Belastbarkeit und Koronarreserve bei einer chronischen Behandlung wurde nicht bewertet. Daher können wir aufgrund dieser Studie keine Feststellungen zur Wirkung der Nitrattoleranz (Tachyphylaxie) treffen, die sich in einer verminderten klinischen Wirkung während der Langzeittherapie niederschlägt. Andere Autoren haben nachgewiesen, dass dieses klinisch bedeutsame Phänomen während der Behandlung mit verschiedenen Nitraten nach einer chronischen Therapie bei gleichmäßigen Zeitabständen zwischen den eingenommenen Dosen eintritt, d.h. bei nicht intermittierender oder dauerhafter Therapie. Heute gilt die intermittierende Applikation von Nitraten als wirksame Prävention der Nitrattoleranz (Parker, J.D. und Parker, J.O, 1998). Daher empfehlen wir die Applikation der untersuchten Medikamente in der Langzeittherapie 1-mal täglich oder 2-mal täglich (z.B. morgens und nachmittags, jedoch nicht abends). In jüngster Zeit wurde jedoch verstärkt darauf hingewiesen, dass dieses Problem nicht direkt das Pentaerithrityltetranitrat betrifft, da die Toleranzentwicklung bei einer Dauertherapie mit diesem Medikament nicht eintritt (Fink und Bassenge 1997; Jurt et al. 2001; Gori et al. 2003). Folglich könnte PETN-100 vermutlich mehr als 2-mal täglich in gleichen Abständen zwischen den Dosen appliziert werden, jedoch wären dazu weitere Untersuchungen notwendig. Es sollte auch bemerkt werden, dass neue Methoden zur Überwindung der Toleranz gegenüber Nitraten derzeit entwickelt werden. Eine Nahrungsergänzung mit entsprechenden Antioxidantien könnte ausreichen, um die Toleranz gegen nicht intermittierende Nitroglycerinapplikation zu umgehen. Daher könnten alle in unserem Versuch untersuchten Nitrate vermutlich in der Dauertherapie eingesetzt werden, vorausgesetzt, dass eine

Ergänzung mit entsprechenden Antioxidantien (in der Ernährung oder als Medikamente) erfolgt (Schwemmer und Bassenge 2003). Auch hier wären weitere klinische Versuche erforderlich.

Tachykardie bei Ruhe in liegender Position wurde nach der Einnahme keines der untersuchten Medikamente beobachtet, was als günstig anzusehen ist. Jedoch wurde 2 Stunden nach Einnahme von NTG-15 und PETN-100 sowie 2 und 6 Stunden nach Applikation von ISDN-80 eine signifikante Erhöhung der Herzfrequenz in stehender Position im Vergleich zum Placebo beobachtet. Reflex-Tachykardie nach Nitrateinnahme ist ein typischer Befund. Bei koronaren Herzerkrankungen kann dies aufgrund erhöhten myokardialen Sauerstoffverbrauchs (Scheeweis und Weiss 1988) als ungünstig gelten. Wenn die Tachykardie intensiver ausgeprägt ist eine Reduktion der Nitratdosierung oder eine zusätzliche Applikation eines anderen Medikaments zur Verminderung der Herzfrequenz angezeigt, z.B. ein Beta-Blocker oder bei Kontraindikation, Verapamil oder Diltiazem.

Eine signifikante hypotonische Wirkung wurde 2 und 6 Stunden nach Einnahme von ISDN-80 und NTG-15 in liegender wie auch in stehender Position verzeichnet, jedoch erst 6 Stunden nach Einnahme von PETN-100. Bemerkenswert ist, dass es bei keinem der Patienten zu einer orthostatischen Hypotonie oder einer klinisch signifikanten Senkung des Blutdrucks gekommen ist. Diese hypotonische Wirkung ist typisch nach Nitrat-Applikation infolge der Wirkung des Medikaments auf den links-ventrikulären Füllungsdruck und den peripheren systemischen Gefäßwiderstand. Bei Langzeitbehandlung stellt dies in der Regel kein Problem dar (Parker J.D. und Parker J.O. 1998). Dennoch sollte der Blutdruck während der ersten Stunden nach der Einnahme des Medikaments gemessen werden, um Patienten mit Hypotonie auszuschließen. Patienten mit anfänglich festgestellter Hypotonie sollten keine erhöhten Nitratdosen erhalten. Daher sollten bei älteren Patienten, bei denen der hypotonische Wirkung von Nitrovasodilatoren besonders relevant sein kann, die Dosen von Nitroglycerin und Isosorbiddinitrat anfänglich reduziert werden (Cheitlin und Zipes 2001). PETN-100, das in unserem Versuch eine schwächere hypotonische Wirkung verursacht hat, insbesondere 2 Stunden nach der Einnahme, scheint für ältere Patienten sicherer zu sein.

Die Kopfschmerzen bei allen Patienten waren von leichter Intensität und traten signifikant nach Einnahme von ISDN-80 auf, während sie nach PETN-100 weniger ausgeprägt waren. Sie gelten praktisch als universell nach Nitratapplikation und können in schweren Fällen zum Absetzen des Medikaments führen (Fihn et al. 2001). Unsere Studie hat gezeigt, dass Kopfschmerzen nach Einnahme von PETN-100 im Vergleich zu NTG-15 und ISDN-80 am wenigsten auftraten. Damit könnte dieses Medikament vermutlich bei Patienten mit schweren Kopfschmerzen nach Einnahme von anderen Nitraten eingesetzt werden. Andere Nebenwirkungen waren weniger signifikant.

Schlussfolgerungen

- Alle drei untersuchten Nitrate (NTG-15, ISDN-80 und PETN-100) führten spätestens 6 Stunden nach der Einnahme zu einer signifikanten antianginösen, wenn auch unterschiedlichen, Wirkung.
- ISDN-80 führte zur signifikantesten Erhöhung der allgemeinen Belastungstoleranz und Koronarreserve nach 2 Stunden wie auch 6 Stunden nach der ersten Einnahme.
- NTG-15 zeigte eine mäßigere Wirkung.
- PETN-100 führte zu den schwächsten antianginösen und antiischämischen Folgen, zeigte jedoch auch die wenigsten Nebenwirkungen.

Literatur

Ashley EA, Myers J, Froelicher V (2000) Exercise testing in clinical medicine. Lancet 356:1592–1597

Campeau L (1976) Grading of angina pectoris (letter). Circulation 54:522–523

Cheitlin MD, Zipes DP (2001) Cardiovascular disease in the elderly. In: Braunwald E, Zipes DP, Libby P: Heart Disease: A Textbook of Cardiovascular Medicine. WB Saunders Company, Philadelphia, London, New York, St. Louis, Sydney, Toronto, 2019–2037

Davidson IEF, Miller HS, DiCarlo FJ (1970) Absorption, excretion and metabolism of pentaerythritol tetranitrate in humans. J Pharmacol Exp Ther 175:42–50

Fihn SD, Williams SV, Daley J, Gibbons RJ (2001) Guidelines for the management of patients with chronic stable angina: treatment. Ann Intern Med 135:616–632

Fink B, Bassenge E (1997) Unexpected, tolerance-devoid vasomotor and platelet actions of pentaerythrityl tetranitrate. J Cardiovasc Pharmacol 30:831–836

Gibbons RJ, Balady GJ, Bricker JT, Chaitman BR, Fletcher GF, Froelicher VF, Mark DB, McCallister BD, Mooss AN, O'Reilly MG, Winters WL Jr (2002) ACC/AHA 2002 guideline update for exercise testing: summary article: a report of the ACC/AHA Task Force on Practice Guidelines (Committee to Update the 1997 Exercise Testing Guidelines). Circulation 106:1883–1892

Gori T, Al-Hesayen A, Jolliffe C, Parker JD (2003) Comparison of the effects of pentaerythritol tetranitrate and nitroglycerin on endothelium-dependent vasorelaxation in male volunteers. Am J Cardiol 91:1392–1394

Jurt U, Gori T, Ravandi A, Babaei S, Zeman P, Parker JD (2001) Differential effects of pentaerythritol tetranitrate and nitroglycerin on the development of tolerance and evidence of lipid peroxidation: a human in vivo study. J Am Coll Cardiol 38:854–859

Krantz JC Jr, Carr CJ, Forman SE, Ellis FW (1939) Alkyl nitrites. III. A pharmacologic study of a new series of organic nitrates. J Pharmacol Exp Ther 67:187–190

Murrell W (1879) Nitro-glycerine as a remedy for angina pectoris. Lancet 1:80–81, 113–115, 225–227, 284, 642–646

Parker JC, DiCarlo FJ, Davidson IW (1975) Comparative vasodilator effects of nitroglycerin, pentaerythritol trinitrate and biometabolites, and other organic nitrates. Eur J Pharmacol 31:29–37

Parker JD, Parker JO (1998) Nitrate therapy for stable angina pectoris. N Engl J Med 338:520–531

Scheeweiss A, Weiss M (1988) Advances in nitrate therapy. Springer, Berlin, Heidelberg, New York, London, Paris, Tokyo

Schwemmer M, Bassenge E (2003) New approaches to overcome tolerance to nitrates. Cardiovasc Drugs Ther 17:159–173

Silber S (1990) Nitrates: why and how should they be used today? Current status of the clinical usefulness of nitroglycerin, isosorbide dinitrate and isosorbide-5-mononitrate. Eur J Clin Pharmacol 38 (Suppl 1):S35–S51

Thadani U, Fung H, Darke AC, Parker JO (1980) Oral isosorbide dinitrate in angina pectoris: Comparison of duration of action and dose-response relation during acute and sustained therapy. Am J Cardiol 49:411–419

Weber W, Michaelis K, Luckow V, Kuntze U, Stalleicken D (1995) Pharmacokinetics and bioavailability of pentaerythrityl tetranitrate and two of its metabolites. Azneim Forsch 45:781–784

9 Nichtunterlegenheit von PETN* versus ISDN zur Anfallsprophylaxe bei Angina pectoris – Ergebnisse einer randomisierten Phase-III-Doppelblindstudie

W. Lehmacher, M. Dabrowski, A. M. Zeiher

■ Einleitung

Neben der Elimination beeinflussbarer Risikofaktoren stellen heutzutage Thrombozytenaggregationshemmer, Nitrate, Betarezeptorenblocker und lang wirksame Calciumantagonisten, alleine oder in Kombination, die medikamentöse Therapie der Wahl in der Langzeit-Behandlung zur Prophylaxe von Angina-pectoris-Anfällen dar. Die Besserung der Befindlichkeit unter Nitraten ist für Fachgesellschaften (Arzneimittelkommission der deutschen Ärzteschaft) wie für ein großes Patientenkollektiv seit Jahrzehnten (Cole und Goldberg; Giles et al.) unumstritten. Die Nutzen-Risiko-Abschätzung ist prinzipiell sehr günstig (Parker et al.). Die zwei bedeutsamsten, unerwünschten Wirkungen der meisten Nitrate sind: der „Nitrat-Kopfschmerz" und die „Nitrat-Toleranz". Glyceroltrinitrat (GTN) und Isosorbiddinitrat (ISDN) bzw. Isosorbidmononitrat (ISMN) führen bei Langzeitbehandlung zur Wirkungsabschwächung, dem so genannten Toleranzphänomen. Darüber hinaus induziert eine Nitrattherapie häufig einen starken Kopfschmerz (Pfaffenrath et al., 1998). Das vermehrte Angebot von vasodilatierendem Stickstoffmonoxid (NO) bewirkt die gewünschte Koronargefäßerweiterung über eine Relaxation der glatten Gefäßmuskelzellen. Nitratinduzierte Oxidationsprozesse lassen jedoch hierbei freie Sauerstoffradikale entstehen, die das freigesetzte NO binden und zu einer Toleranzentwicklung mit Nitratwirkverlust führen. Nachfolgende Nitratpausen sind stets mit dem vorübergehenden Verlust des antianginösen Schutzes verbunden. Pentaerithrityltetranitrat (PETN; Pentalong®) unterscheidet sich von anderen Nitraten, z. B. von Isosorbidmononitrat (ISMN) oder Isosorbiddinitrat (ISDN), hinsichtlich der Toleranzentwicklung, da PETN als NO-Donator durch die Induktion antioxidativer Stoffwechselwege einen endothelialen Ferritinanstieg bewirkt, das dem Zytosol die Sauerstoffradikalenbildung fördernden Eisenionen entzieht. Zusätzlich steigt die Hämoxygenase-1-Konzentration, welche die Bilirubinbildung katalysiert. Bilirubin wirkt, wie HDL-Cholesterin, zellprotektiv und antioxidativ. Der aktive Wirkstoff von PETN ist Pentaerithrityltetranitrat ($C_5H_8N_4O_{12}$). Die höchsten Plasmakonzentrationen der aktiven Metabolite Pentaerithrityldinitrat und Pentaerithrylmononitrat werden nach 2

---

* Handelsname: Pentalong®

bis 3 bzw. nach 7 Stunden nachgewiesen. Die Halbwertszeiten betragen 4 bzw. 10 Stunden (Weber et al., 1995). Hierdurch erklärt sich einerseits der rasche Wirkeintritt und andererseits die lange therapeutische Wirkung von PETN. Sowohl tierexperimentell (Bassenge, 1996; Fink et al., 1997; Hacker et al., 2001; Mullenheim et al., 2001; Oberle et al., 2003; Schwemmer et al., 2003), wie humanpharmakologisch (Fink et al., 2002; Gori et al., 2003; Jurt et al., 2001; Keimer et al., 2003) wurde reproduzierbar belegt, dass PETN auch bei Langzeitanwendung keine Toleranzphänomene und Kreuztoleranzen auslöst. Demzufolge ist unter Behandlung mit PETN keine Nitratpause (Arzneimittelkommission, 2003; 2004) erforderlich, sodass auch keine therapeutischen Lücken entstehen.

Die Wirksamkeit von PETN ist aus klinischer Sicht qualitativ ausreichend belegt. Die Sonderstellung von PETN unter den Nitrovasodilatatoren hinsichtlich des Phänomens der Toleranzentwicklung und der Intensität und Häufigkeit von „Nitratkopfschmerzen" ist in klinisch relevanten Modellen mehrfach nachgewiesen (Pfaffenrath et al., 1998) worden. Allerdings haben sich in der Vergangenheit die für die Zulassung relevanten Kriterien für den Nachweis einer Wirksamkeit geändert. Galten in der Vergangenheit Surrogatparameter wie ST-Streckensenkung als ausreichend für einen Wirksamkeitsnachweis, wird heute größerer Wert auf Wirksamkeitsparameter gelegt, die den Nutzen einer Therapie für den Patienten nicht indirekt über Surrogatgrößen sondern direkt anhand von Zielgrößen messen, die für den Patienten eine unmittelbare Bedeutung haben. Diese geänderte Sichtweise spiegelt sich auch in der aktuellen EMEA-CPMP-Leitlinie für das Anwendungsgebiet stabile Angina pectoris wider. Es schien daher sinnvoll zu sein, die an Hand von Surrogatparametern wissenschaftlich ausreichend und für die Klinik relevant belegte Wirksamkeit gemäß den Leitlinien unter Verwendung von Parametern zu überprüfen, die einen direkteren, für den Patienten spürbaren Bezug zum Krankheitsgeschehen haben. Ein solcher Parameter ist die Belastungsfähigkeit des Patienten. Bei der Konzeption der Studie wurde davon ausgegangen, dass ISDN der für den Vergleich am besten geeignete Wirkstoff ist. Diese Bewertung ergibt sich insbesondere aus der Tatsache, dass ISDN in der gewählten Dosierung der am häufigsten verschriebene Wirkstoff unter allen Koronartherapeutika in Deutschland ist und somit die Wirklichkeit in der Praxis am besten widerspiegelt.

■ Patienten und Methoden

Bei PETN handelt es sich um ein lang bewährtes Arzneimittel. Es gibt zur Wirksamkeit eine Fülle von Daten, die allerdings auch zu einem großen Teil bereits aus den 60er und 70er Jahren stammen. Gemäß der EMEA-CPMP-Prüfleitlinie „Stabile Angina pectoris" wurde nun eine randomisierte, aktiv kontrollierte, doppelblinde Phase-III-Studie mit parallelen Gruppen durchgeführt, um die Wirksamkeit und Sicherheit gemäß den definierten Zielkriterien (s. Tabelle 1) von PETN im Vergleich zu ISDN bei Patienten mit stabi-

Tabelle 1. Primäre und sekundäre Zielvariablen

Hauptzielkriterium
- Ermittlung der Gesamt-Belastungskapazität („total exercise capacity", TEC [W×min]) nach 12 Wochen Behandlung

Sekundäre Zielvariablen
- Gesamt-Belastungskapazität (TEC) nach 6 Wochen Behandlung
- Zeit bis zur ST-Segment-Absenkung von 0,1 mV im Belastungs-EKG nach 6+12 Wochen
- Zeit bis zum Beginn pectanginöser Symptome beim Belastungstest nach 6+12 Wochen
- Verbrauch an Glyceroltrinitrat (GTN) über 12 Wochen
- Häufigkeit von Angina-pectoris-Anfällen über 12 Wochen
- Unerwünschte Arzneimittelwirkungen

ler Angina pectoris nach aktuellen, international wissenschaftlich anerkannten und klinisch relevanten Standards klinisch zu prüfen. Damit ist die vorliegende Studie die umfangreichste und aktuellste Studie mit Nitrovasodilatatoren der letzten Jahre.

In der zwölfwöchigen aktiven Behandlungsphase erhielten die Patienten entsprechend ihrer „Random-Nummer" als „Double-Dummy"-Medikation gemäß den jeweiligen Herstellerempfehlungen (Fachinformationen) entweder zweimal täglich je eine Tablette mit 80 mg PETN und je eine ISDN-Plazebo-Tablette oder zweimal täglich je eine PETN-Plazebo-Tablette und je eine Tablette mit 20 mg ISDN Retard®. Die Dosisverteilung auf morgens und mittags gewährleistete die möglichst langfristige Aufrechterhaltung der therapeutischen Wirksamkeit und umging die mögliche Entwicklung von Nitrattoleranz durch nitratfreie Intervalle von mindestens 12 Stunden täglich (Silber et al., 1987). Die Studiendurchführung erfolgte an 24 Prüfzentren in Polen. Ein- und Ausschlusskriterien wurden nach den CPMP-Guidelines formuliert. Insbesondere die Diagnose (6 Monate bestehende stabile Angina pectoris 3 Monate vor und 3 Monate nach Randomisierung) war nach Symptomatik und Befundung (Angiographie, Infarkt, Bypass-Op) abgesichert.

Zur Sicherstellung einer Mindestzahl von 250 auswertbaren Patienten (125 pro Gruppe) sollten mindestens 320 Patienten randomisiert werden.

Arzneimittel, die die Studienteilnehmer innerhalb der letzten 30 Tage vor Erstverabreichung der Studienmedikation eingenommen hatten, wurden dokumentiert. Die kardiovaskuläre Basistherapie musste innerhalb der letzten drei Monate vor der Eingangsuntersuchung unverändert sein.

Glyceroltrinitrat (GTN) war als Notfallmedikament während der Studiendurchführung erlaubt; der Verbrauch wurde mit der AP-Frequenz in einem Patienten-Tagebuch dokumentiert. Langwirksame Nitrate mussten spätestens sieben Tage vor dem ersten Belastung-Toleranz-Test abgesetzt werden. Alle sonstigen Routinebehandlungen konnten während der Studie beibehalten werden, wobei die Dosierung der kardiovaskulären Begleitmedikation (z.B. Betarezeptorenblocker, Kalziumantagonisten, ACE-Hemmer, Angiotensin-II-Rezeptor-Blocker und lipidsenkende Medikamente) während der gesamten

Tabelle 2. Übersicht zu Visiten und Maßnahmen

	Eingangs-untersuchung[1]	Eingewöhnungs-phase[2]			Behandlungs-phase		Auswasch-phase
Visite		1	2	(3)	4	5[3]	Abschluss-bewertung
Woche	−2 (−3)	−1 (−2)	0 (−1)	(0)	6	12	13–14
Einverständniserklärung	X						
Demographische Daten	X						
Bisherige Erkrankungen und Operationen	X						
Körperliche Untersuchung	X					X	
Ein- und Ausschlusskriterien	X		X	(X)			
Blutdruck und Puls	X	X	X	(X)	X	X	
Ruhe-EKG (12 Ableitungen)	X	X	X	(X)	X	X	
Belastung-Toleranz-Test (ETT)		X	X	(X)	X	X	
Ausgabe des Patienten-tagebuchs	X						
Kontrolle des Patienten-tagebuchs (Angina-pectoris-Anfälle und GTN-Einnahme)		X	X	(X)	X	X	
Verteilung der „Random"-Nummer (sofern Kriterien erfüllt waren)			X	(X)			
Routine-Laboruntersuchung			X			X	
Schwangerschaftstest	X					X	
Unerwünschte Ereignisse		X	X	(X)	X	X	X
Begleitmedikation	X	X	X	(X)	X	X	X
Ausgabe der Studienmedikation	X	X	X[4]	(X[5])	X	X	
Rücknahme der Studienmedikation und Einnahme-Kontrolle		X	X	(X)	X	X	

[1] Die Eingangsuntersuchung musste eine Woche vor Visite 1 stattfinden; [2] zwei Wochen (und zwei Visiten), wenn die Auswahlkriterien bezüglich des Belastungs-Toleranz-Tests an Visite 2 erfüllt waren, sonst drei Wochen (und drei Visiten); [3] Abschlussuntersuchung am letzten Studientag oder nach vorzeitigem Studienabbruch; [4] doppelblinde Studienmedikation, wenn die Auswahlkriterien bezüglich des Belastung-Toleranz-Tests an Visite 2 erfüllt waren, sonst einfachblinde Medikation; [5] doppelblinde Studienmedikation, wenn die Auswahlkriterien bezüglich des Belastung-Toleranz-Tests an Visite 3 erfüllt waren, sonst vorzeitiger Studienabbruch

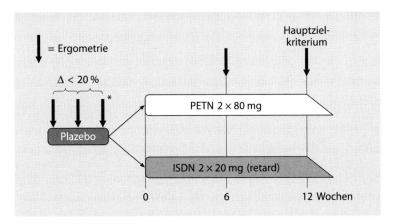

Abb. 1. Flussdiagramm der Studie PETN vs. ISDN in SAP. * Fakultativer Untersuchungstermin, wenn Auswahlkriterien (ΔTEC < 20%) an Visite 2 nicht erfüllt war

Studiendauer unverändert bleiben musste. Herzglykoside oder Sildenafil waren nicht erlaubt.

Nach der Eingangsuntersuchung folgten zeitlich 3 Phasen der Studiendurchführung (Tabelle 2, Abb. 1). Die Patienten durchliefen zunächst eine 2–3-wöchige Plazebo-Eingewöhnungsphase, die der Auswahl solcher Patienten diente, die eine höchstens 20%ige Schwankungsbreite bei der Bestimmung der Belastungskapazität (TEC) in zwei Belastungstests aufwiesen. Die im EKG nachweisbare ST-Segment-Absenkung sollte bei zwei Belastungstests innerhalb von 7 aufeinanderfolgenden Tagen mindestens 0,1 mV betragen.

Patienten, die diese Reproduzierbarkeitskriterien erfüllten, wurden im Verhältnis 1:1 randomisiert auf die beiden Behandlungsgruppen verteilt. In der dann beginnenden, zwölfwöchigen aktiven Behandlungsphase erhielten die Patienten entsprechend ihrer „Random-Nummer" die „Double-Dummy"-Medikation. Nach 6 Wochen Behandlungsdauer erfolgte die erste Zwischen-Untersuchung (Visite 4) und nach 12 Wochen die Primär-Endpunkt-Untersuchung (Visite 5). Bei diesen Visiten wurden jeweils auch Belastung-Toleranz-Tests durchgeführt. Nach der Primär-Endpunkt-Erfassung begann die Auswaschphase durch Ausschleichen über 2 Tage. Nach weiteren 1 bis 2 Wochen fand eine Abschlussbewertung mit Datenerfassung zur Arzneimittelsicherheit statt.

Eine korrekte Einnahme der Studienmedikation wurde angenommen, wenn die Patienten mindestens 85% der für den definierten Zeitraum berechneten Studienmedikation eingenommen hatten. Der Randomisierungscode war während der Studiendurchführung nur für Notfalldekodierungen verfügbar.

Die Wirksamkeit von PETN und ISDN wurde mittels standardisiertem Belastung-Toleranz-Tests („exercise tolerance test", ETT) fahrradergometrisch untersucht. Dieser Test wurde jeweils bei den Visiten 1 bis 5 (s. Tabelle 2, Abb. 1) drei Stunden nach der morgendlichen Einnahme der Tabletten mit mindestens 6 EKG-Ableitungen und einer Anfangsbelastung von 25 W durchgeführt, die alle

2 Minuten um jeweils 25 W auf insgesamt maximal 150 W erhöht wurde. Während dieses Tests wurden der Blutdruck alle 2 Minuten und EKG sowie Pulsschlag kontinuierlich aufgezeichnet. Für die Auswertung wurden Gesamtbelastungskapazität („total exercise capacity", TEC [W×min]; Nowak et al., 1982), Auftreten von ST-Segment-Absenkungen um 0,1 mV und Angina-pectoris-Symptome während des ETTs dokumentiert. Nach Testende wurde eine Bewertung der subjektiven Anstrengung mittels der 10 Punkte Borg-Skala (Löllgen et al., 1988) vorgenommen. Bei vorzeitigem Abbruch des ETTs wurde der Grund und der weitere Verlauf bis zur ST-Segment-Normalisierung dokumentiert.

Zur Erfassung der Verträglichkeit wurden bei den Visiten 2 und 5 Blutproben asserviert und Harnstoff, Kreatinin, Natrium, Kalium, Bilirubin, Triglyceride, Cholesterin und Leberwerte (ASAT/SGOT, ALAT/SGPT, alkalische Phosphatase) sowie Hämoglobin, Hämatokrit, Thrombozyten, Leukozyten und Erythrozyten quantitativ bestimmt. Urin wurde auf Proteine, Glucose, Blut und Ketone untersucht sowie der pH-Wert bestimmt. Jedes unerwünschte Ereignis („Adverse Event", AE) wurde hinsichtlich seiner Intensität mit „leicht", „mittelschwer" oder „schwer" und seiner klinischen Relevanz als „schwerwiegend" oder „nicht schwerwiegend" eingestuft. Ferner musste der Zusammenhang des AE mit der Studienmedikation als „ausgeschlossen", „unwahrscheinlich", „möglich", „wahrscheinlich" oder „definitiv" bewertet werden.

Die Beschreibung der statistischen Analysen und Methoden erfolgte im statistischen Analyse-Plan (SAP). Hauptzielkriterium dieser Studie war die Veränderung der Gesamt-Belastungskapazität (TEC) [W×min] nach 12 Wochen Therapie. Der Mittelwert aus zwei aufeinanderfolgenden Messungen in der Eingewöhnungsphase wurde als Ausgangswert definiert. Die Unterlegenheit von PETN gegenüber ISDN sollte statistisch mittels Ko-Varianz-Analyse („analysis of covariance", ANCOVA) widerlegt werden, wenn die untere Grenze des ermittelten Vertrauensintervalls für die Behandlungsunterschiede mehr als −25 W×min betrug. Als sekundäre Zielvariable war unter anderem die Veränderung des TEC-Wertes nach sechs Wochen aktiver Behandlung definiert worden. Für die Bewertung von Äquivalenz- oder Nicht-Unterlegenheitsstudien ist gemäß der aktuellen CPMP-Leitlinien das „Valid Cases Set" dem „Full Analysis Set" vorzuziehen. Da einerseits das „Full Analysis Set" auch Daten von Studienabbrechern und Protokollverletzern enthält und somit eher die realen Bedingungen widerspiegelt, andererseits jedoch in dieser Studie bei beiden Analysen-Sets aufgrund von nur wenigen Protokollverletzern sehr ähnliche Ergebnisse vorliegen, wird das „Full Analysis Set" dargestellt und nur bei Ergebnisunterschieden auf das „Valid Cases Set" verwiesen.

Wirksamkeitsdaten wurden für alle Patienten ausgewertet, bei denen nach aktiver Behandlung TEC-Werte vorlagen („Full Analysis Set"). Patienten des „Full Analysis Set", die keine schwerwiegenden Protokollverletzungen aufwiesen, wurden nochmals zusätzlich ausgewertet („Valid Cases Set").

Der Prüfplan wurde vor Studienbeginn auf Einhaltung der nationalen gesetzlichen Bestimmungen, der Richtlinien der Internationalen Konferenz zur Harmonisierung (ICH) zur „Guten klinischen Praxis" (GCP) und der Deklaration von Helsinki geprüft. Ferner wurde zunächst die Genehmigung der verantwortlichen Ethikkommissionen eingeholt und das Vorhaben beim polnischen Zentralregister für klinische Studien des Ministeriums für Gesundheit und Soziales (CEBK) angemeldet.

■ Ergebnisse

Insgesamt wurden nach der Eingangsuntersuchung 508 Patienten in die Eingewöhnungsphase aufgenommen, wovon 146 Patienten (Abb. 2) wieder ausschieden, sodass 362 Patienten zufallsbedingt auf die beiden aktiven Behandlungsgruppen zugeordnet wurden. Insgesamt beendeten hiervon 347 Patienten (172 der PETN-Gruppe, 175 der ISDN-Gruppe) die Studie planmäßig.

Ursachen für die 15 Studienabbrüche waren unerwünschte Ereignisse (AEs), Verstöße gegen die Randomisierungskriterien und die Widerrufung der Einverständniserklärung. Für sechs dieser 15 Studienabbrecher lagen TEC-Werte unter aktiver Behandlung vor, sodass insgesamt 353 Patienten in das „Full Analysis Set" aufgenommen wurden. Bei 29 dieser 353 Patienten wurden schwerwiegende Protokollverletzungen beobachtet, sodass in das „Valid Cases Set" 324 Patienten (Abb. 2) aufgenommen wurden.

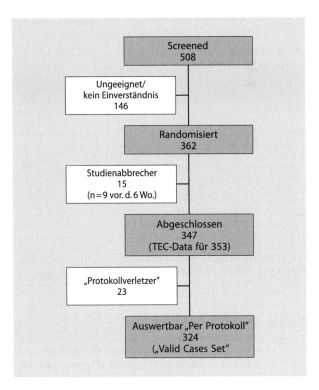

Abb. 2. Verteilung der Patienten auf die verschiedenen Studienphasen

Von 362 randomisierten Patienten waren 288 Patienten männlich (79,6%) und 74 Patienten weiblich (20,4%) bei annähernd gleicher Verteilung auf beide Behandlungsgruppen. Die Patienten waren zwischen 39 und 83 Jahren (58,4 Jahre im Durchschnitt) alt. Das individuelle Körpergewicht variierte zwischen 50 und 120 kg mit einem Körpermassenindex (Body Mass Index, BMI) zwischen 18,6 und 40 kg/m^2. Die Patienten litten bei der Eingangsuntersuchung im Durchschnitt seit 54,1 Monaten an stabiler Angina pectoris mit individuellen Werten zwischen 2,8 und 410 Monaten. Eine koronare Herzerkrankung wurde bei 201 Patienten (55,5%) mittels Angiographie diagnostiziert, 218 Patienten (60,2%) hatten vor mehr als drei Monaten einen akuten Myokardinfarkt erlitten und 78 Patienten (21,5%) hatten vor mindestens drei Monaten eine Bypass-Operation. Bei der körperlichen Untersuchung wiesen 124 Patienten (34,3%) Begleitbefunde, meist im metabolischen Bereich, auf. 55 Patienten (15,2%) hatten bei der Eingangsuntersuchung klinisch relevante EKG-Veränderungen. Sonstige, medizinisch bedeutsame Begleitbefunde beschrieben 319 Patienten (88,1%) und 115 Patienten (31,8%) gaben in der Vorgeschichte ope-

Tabelle 3. TEC-Ausgangswerte und Veränderungen nach 6 und 12 Wochen aktiver Behandlung mit der Studienmedikation („Full Analysis Set", n = 353)

TEC		PETN (n = 176)	ISDN (n = 177)	Differenz[1]
Ausgangswert [W×min]	M (SD)	562 (243)	542 (248)	–
	Min; Max	56,5; 1050	30,1; 1059	–
Visite 4 (6. Woche) [W×min]	M (SD)	579 (275)	553 (253)	–
	Min; Max	66,0; 1305	45,4; 1129	–
Veränderung an Visite 4 [W×min]	M (SD)	16,4 (136)	11,4 (111)	–
	LS Mean[2]	9,88	3,05	6,83
	97,5% CI[3]	–8,40	–15,1	–17,7
	p-Wert	0,2886	0,7410	0,5838
Visite 5 (12. Woche) [W×min]	M (SD)	578 (265)	543 (257)	–
	Min; Max	59,0; 1203	41,3; 1143	–
Veränderung an Visite 5 [W×min]	M (SD)	16,0 (148)	1,1 (127)	–
	LS Mean[2]	8,10	–9,67	17,8
	97,5% CI[3]	–11,3	–28,9	–8,29
	p-Wert	0,4130	0,3239	0,1808

[1] Unterschiede zwischen den beiden Behandlungen PETN vs. ISDN
[2] Der „LS Mean" (adjustierter Mittelwert nach der Methode der kleinsten Quadrate) stellt den Unterschied zwischen dem Ausgangswert und dem Endpunkt bzw. zwischen den beiden Behandlungen dar
[3] Untere Grenze des Vertrauensintervalls („Confidence Interval", CI), einseitiger Ansatz
M = Arithmetischer Mittelwert, SD = Standardabweichung

rative Eingriffe an. Insgesamt waren die Behandlungsgruppen hinsichtlich demographischer Daten und Ausgangswerte vergleichbar.

Statistiktests ergaben, dass Behandlungsunterschiede weder auf unterschiedlichen Ausgangswerten noch auf Behandlung-Zentrum-Interaktionen beruhten.

Mittlere TEC-Ausgangswerte, TEC-Mittelwerte nach 6 und 12 Behandlungswochen, Veränderungen über die Zeit und die Statistikergebnisse sind in Tabelle 3 („Full Analysis Set") und Tabelle 4 („Valid Cases Set") zusammengefasst. Die TEC-Werte sind zusätzlich für das „Valid Cases Set" graphisch in Abbildung 3 dargestellt.

Im „Full Analysis Set" (Tabelle 3) hatten Patienten der PETN-Gruppe einen etwas höheren mittleren TEC-Ausgangswert (562 W×min) als die der ISDN-Gruppe (542 W×min). Insgesamt wurden jedoch in beiden Behandlungsgruppen große Schwankungen der TEC-Werte im Bereich zwischen 30,1 und 1059 W×min und Standardabweichungen von 243 (PETN) bzw. 248 W×min (ISDN) beobachtet.

Relativ zum Ausgangsmittelwert stieg nach 12 Wochen Behandlung der TEC-Mittelwert in der PETN-Gruppe an (+16,0 W×min) während er in der

Tabelle 4. TEC-Ausgangswerte und Veränderungen nach 6 und 12 Wochen aktiver Behandlung mit der Studienmedikation („Valid Cases Set", n = 324)

TEC		PETN (n = 162)	ISDN (n = 162)	Differenz[1]
Ausgangswert [W×min]	M (SD)	573 (242)	557 (245)	–
	Min; Max	56,5; 1050	30,1; 1059	–
Visite 4 (6. Woche) [W×min]	M (SD)	595 (271)	566 (249)	–
	Min; Max	66,0; 1305	45,4; 1129	–
Veränderung an Visite 4 [W×min]	M (SD)	22,9 (133)	9,00 (112)	
	LS Mean[2]	14,0	–0,88	14,9
	97,5% CI[3]	–5,17	–19,9	–10,5
	p-Wert	0,1512	0,9273	0,2483
Visite 5 (12. Woche) [W×min]	M (SD)	598 (261)	558 (255)	–
	Min; Max	59,0; 1203	41,3; 1143	–
Veränderung an Visite 5 [W×min]	M (SD)	25,8 (143)	0,5 (130)	–
	LS Mean[2]	15,8	–13,2	29,0
	97,5% CI[3]	–4,50	–33,3	2,20
	p-Wert	0,1269	0,1949	0,0340

[1] Unterschiede zwischen den beiden Behandlungen PETN vs. ISDN
[2] Der „LS Mean" (adjustierter Mittelwert nach der Methode der kleinsten Quadrate) stellt den Unterschied zwischen dem Ausgangswert und dem Endpunkt bzw. zwischen den beiden Behandlungen dar
[3] Untere Grenze des Vertrauensintervalls („Confidence Interval", CI), einseitiger Ansatz
M = Arithmetischer Mittelwert, SD = Standardabweichung

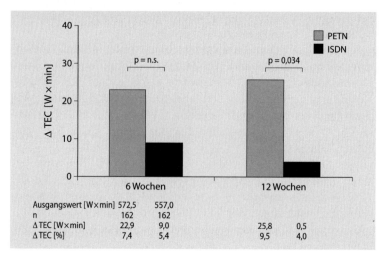

Abb. 3. Veränderung der TEC-Werte nach 6 und 12 Wochen aktiver Behandlung mit der Studienmedikation („Valid Cases Set", n = 324)

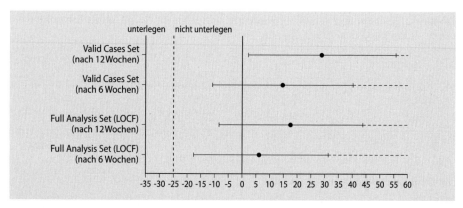

Abb. 4. Konfidenzintervalle der TEC-Werte nach 6 bzw. 12 Wochen Behandlung in der „valid cases set"- bzw. „full analysis set"-Gruppe

ISDN-Gruppe annähernd unverändert blieb (+1,1 W×min); der Behandlungsgruppenvergleich untereinander erreichte das Signifikanzniveau nicht. Unter Berücksichtigung des „LS Mean"-Wertes (adjustierter Mittelwert nach der Methode der kleinsten Quadrate unter Berücksichtigung aller möglichen Einflüsse) von 17,8 W×min für die Behandlungsunterschiede schien PETN dennoch ISDN leicht überlegen zu sein.

Diese Ergebnisse wurden durch die Analyse des „Valid Cases Set" (Tabelle 4 und Abb. 3) bestätigt. In diesem Analyseset konnte nach 12 Wochen PETN-Behandlung ein Anstieg des TEC-Mittelwertes um +25,8 W×min beobachtet werden, während der TEC-Mittelwert nach 12 Wochen ISDN-Behandlung nahezu gleich blieb (+ 0,5 W×min). Dieser Unterschied im Behandlungsergebnis zwischen PETN und ISDN war statistisch signifikant ($p = 0{,}034$).

Die Untergrenze des Vertrauensintervalls (Abb. 4) für die Unterschiede nach 12 Behandlungswochen lag bei −8,29 W×min für das „Full Analysis Set" und sogar im positiven Bereich (+2,20 W×min) für das „Valid Cases Set". Somit konnte eine Unterlegenheit von PETN gegenüber ISDN sicher ausgeschlossen werden.

Ein Ausschluss der Patienten mit linksventrikulärer Hypertrophie (LVH, Sokolow-Index >3,5 mV: n = 18 oder 5,1%) hatte keinen Einfluss auf das Studienergebnis.

Als Zusatzanalyse wurde post hoc die „Responder Rate", d.h. der Anteil der positiven Behandlungsresponder, ermittelt. Eine positive Reaktion war als TEC-Wert-Zunahme um mindestens 10% vom Ausgangswert nach 12 Behandlungswochen definiert. Basierend auf der „Responder Rate" wurde der NNT-Wert („number needed to treat"; Cook and Sackett, 1995) ermittelt, der die Patientenanzahl angibt, die mit PETN anstelle von ISDN behandelt werden müsste, um mindestens einen zusätzlichen Behandlungsresponder zu erhalten. Die Ergebnisse des „Full Analysis Sets" und des „Valid Cases Sets" sind in den Tabellen 5 und 6 dargestellt.

In beiden Analyse-Ansätzen fiel die „Responder Rate" nach 12 Behandlungswochen unter PETN höher aus als unter ISDN (40,3% gegenüber 31,6%, bzw. 42,6% gegenüber 32,1%). Folglich werden ca. 11 Patienten benötigt, die mit PETN anstatt ISDN behandelt werden, um mindestens einen zusätzlichen Patienten mit positiver Reaktion zu erhalten.

Tabelle 5. „Responder Rate" nach 12 Wochen aktiver Behandlung („Full Analysis Set", n = 353)

	PETN (n = 176)	ISDN (n = 177)	NNT[1]
Patienten mit positiver Antwort [n]	71	56	–
Responder Rate [%]	40,3	31,6	11,5

[1] Anzahl der Patienten [n], die mit PETN anstelle von ISDN behandelt werden müssen, um mindestens einen zusätzlichen Patienten mit positiver Reaktion zu erhalten, berechnet als NNT = 1/(Responder Rate PETN − Responder Rate ISDN)

Tabelle 6. „Responder Rate" nach 12 Wochen aktiver Behandlung („Valid Cases Set", n = 324)

	PETN (n = 162)	ISDN (n = 162)	NNT[1]
Patienten mit positiver Antwort [n]	69	52	–
Responder Rate [%]	42,6	32,1	9,5

[1] Anzahl der Patienten [n], die mit PETN anstelle von ISDN behandelt werden müssen, um mindestens einen zusätzlichen Patienten mit positiver Reaktion zu erhalten, berechnet als NNT = 1/(Responder Rate PETN − Responder Rate ISDN)

Nach sechs Behandlungswochen wurde im „Full Analysis Set" (Tabelle 3) sowohl für PETN als auch für ISDN eine TEC-Mittelwert-Zunahme beobachtet, wobei der bei PETN-Behandlung stärker als bei ISDN-Behandlung anstieg (+16,4 W×min gegenüber +11,4 W×min). Ferner lagen die unteren Vertrauensintervallgrenzen (Abb. 4) deutlich über −25 W×min, womit eine Unterlegenheit von PETN gegenüber ISDN ausgeschlossen wurde.

Tabelle 7. Analysierte Subgruppen sowie Anzahl und Anteil der Patienten je Subgruppe („Full Analysis Set", n = 353)

Subgruppe		PETN (n=176)		ISDN (n=177)	
		n	%	n	%
Diagnostizierter Bluthochdruck	nein	68	38,6	76	42,9
	ja	108	61,4	101	57,1
Bypass-Operation in der Vergangenheit	nein	137	77,8	139	78,5
	ja	39	22,2	38	21,5
TEC-Ausgangswert > 659,4 W×min (innerhalb des oberen Drittels)	nein	115	65,3	122	68,9
	ja	61	34,7	55	31,1
TEC-Ausgangswert > 513,75 W×min (innerhalb der oberen Hälfte)	nein	80	45,5	98	55,4
	ja	96	54,5	79	44,6
Gleichzeitige Einnahme von Beta-Blockern	nein	26	14,8	20	11,3
	ja	150	85,2	157	88,7
Gleichzeitige Einnahme von Statinen	nein	54	30,7	54	30,5
	ja	122	69,3	123	69,5
Gleichzeitige Einnahme von Diuretika	nein	159	90,3	157	88,7
	ja	17	9,7	20	11,3
Gleichzeitige Einnahme von ACE-Inhibitoren	nein	69	39,2	73	41,2
	ja	107	60,8	104	58,8
Gleichzeitige Einnahme von ACE-Inhibitoren und TEC-Ausgangswert innerhalb der unteren Hälfte	nein	123	69,9	116	65,5
	ja	53	30,1	61	34,5
Angina-pectoris-Anfälle an beiden Visiten der Eingewöhnungsphase	nein	133	75,6	127	71,8
	ja	43	24,4	50	28,2
Einnahme von GTN-Notfallmedikation	nein	120	68,2	103	58,2
	ja	56	31,8	74	41,8
Geschlecht	männlich	144	81,8	138	78,0
	weiblich	32	18,2	39	22,0

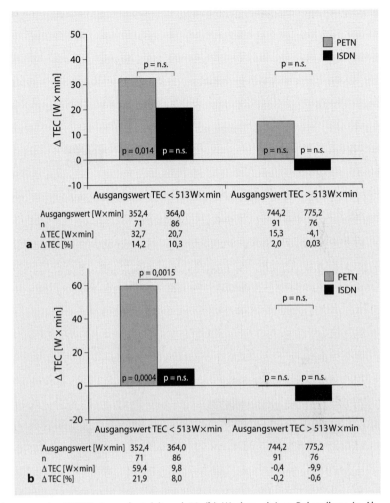

Abb. 5. Veränderungen der TEC-Werte nach 6 (**a**) und 12 (**b**) Wochen aktiver Behandlung in Abhängigkeit der Verteilung des TEC-Ausgangswertes („Valid Cases Set", n = 324)

Beim Vergleich der TEC-Mittelwerte nach 6 und 12 Behandlungswochen (Tabellen 3 u. 4), bleibt interessanterweise der TEC-Mittelwert unter PETN im „Full Analysis Set" nahezu unverändert, bzw. steigt im „Valid Cases Set" sogar weiter an, während die TEC-Mittelwerte unter ISDN von Woche 6 zu Woche 12 wieder abnehmen.

Ein Vergleich der TEC-Werte wurde für die Verteilung der kardialen Begleittherapie in Subgruppen wiederholt (Tabelle 7).

Da die Gruppenschwankungen untereinander zu groß und die Fallzahlen je Subgruppe zu gering war, konnte die Unterlegenheit von PETN gegenüber ISDN nicht in allen Subgruppen eindeutig ausgeschlossen werden. Allerdings war unter Berücksichtigung des „LS Mean"-Wertes PETN gegenüber ISDN nach 12 Be-

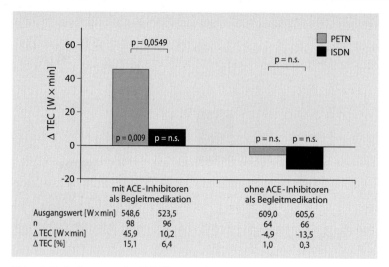

Abb. 6. Veränderungen der TEC-Werte nach 12 Wochen aktiver Behandlung in Abhängigkeit von der gleichzeitigen Einnahme von ACE-Inhibitoren („Valid Cases Set", n = 324)

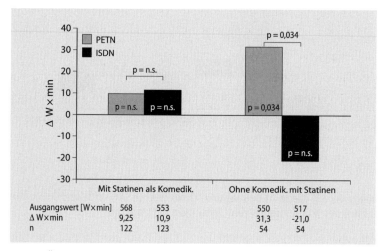

Abb. 7. Änderung der Arbeitskapazität nach 12-wöchiger Behandlung in Abhängigkeit von Statinen als Begleitmedikation

handlungswochen in den meisten analysierten Subgruppen im Vorteil. Bei Behandlung mit ISDN stiegen ebenfalls innerhalb der ersten sechs Wochen die TEC-Werte in den meisten analysierten Subgruppen an, sanken jedoch in fast allen Subgruppen zwischen der 6. und 12. Behandlungswoche wieder bis zu den Ausgangswerten oder sogar darüber hinaus ab.

Der Unterschied zwischen beiden Behandlungsgruppen fiel zugunsten von PETN noch deutlicher aus, wenn Patienten mit einem TEC-Ausgangswert innerhalb der unteren Verteilungshälfte, also schwerkranke Patienten behandelt wurden (Abb. 5).

Von einer Add-on-Therapie mit PETN profitierten insbesondere schwerkranke Patienten, die gleichzeitig mit ACE-Inhibitoren behandelt wurden (Abb. 6).

Für Patienten, die nicht mit Statinen behandelt werden (können), ist PETN eine besonders wirkungsvolle Therapie der KHK (Abb. 7).

Die niedrige Therapie-Abbruchrate lässt auf eine insgesamt gute Verträglichkeit der Studienmedikation schließen. Nur 15 Patienten brachen die aktive Behandlung vorzeitig ab: Ein Patient nach 6 Tagen, vier Patienten zogen ihre Studienteilnahme nach 8 bis 30 Tagen zurück, sieben Patienten nach 31 bis 60 Tagen und drei Patienten nach mehr als 60 Behandlungstagen.

Bei 150 von insgesamt 362 Patienten (41,4%) wurde jeweils mindestens ein AE, überwiegend als leicht oder mittelschwer eingestuft, während der aktiven Behandlungsphase beobachtet. Dabei standen die meisten dieser AEs im Zusammenhang mit der Grunderkrankung stabile Angina pectoris. Nur zwei PETN-Patienten (1,1%) und drei ISDN-Patienten (1,7%) hatten jeweils mindestens ein AE, das als schwer eingestuft wurde. Ein möglicher, wahrscheinlicher oder definitiver Zusammenhang der AEs mit der Studienmedikation wurde nur bei fünf PETN-Patienten (2,8%) aber 11 ISDN-Patienten (6,1%) festgestellt.

Unabhängig von der Behandlungsgruppe waren Angina pectoris (33,4% aller Patienten), Schmerz ohne weitere Spezifizierung (3,9% aller Patienten) sowie Kopfschmerzen (2,8% aller Patienten) die am häufigsten auftretenden AEs. Kopfschmerzen traten in der ISDN-Gruppe doppelt so häufig auf, nicht weiter spezifizierte Schmerzen traten in der ISDN-Gruppe nur etwas häufiger auf als in der PETN-Gruppe.

Nach 12 Behandlungswochen wurden in beiden Therapiegruppen leichte Verschiebungen von Routine-Laborparametern an den Visiten 2 und 5 festgestellt, wovon jedoch nur wenige als klinisch relevant eingestuft wurden.

■ Diskussion

Diese Studie wurde durchgeführt, um die Wirksamkeit von Pentalong® (PETN) in einer doppelblinden, randomisierten vergleichenden Untersuchung auf der Basis der EMEA-CPMP-Leitlinie für stabile Angina pectoris zu überprüfen. Im parallelen Gruppenvergleich wurde PETN mit Isosorbiddinitrat (ISDN) verglichen. Die Patientenselektion und die gesamte Methodik inklusive der Auswertung der Studie befolgte die in der genannten Leitlinie formulierten Kriterien. Zur Sicherstellung der Datenqualität und Prüfplaneinhaltung wurde ein GCP-konformes Monitoring in regelmäßigen Abständen durchgeführt. Während der Studie fand ein Qualitäts-Audit statt.

Bei der Interpretation der Ergebnisse sind folgende Gesichtspunkte besonders zu beachten:

- Eingeschlossen wurden in die Untersuchungen Patienten, welche die tatsächliche Patientenpopulation in der Praxis gut repräsentieren. Auf eine das Ergebnis möglicherweise beeinflussende, einengende Selektion wurde bewusst verzichtet.
- Die Überprüfung der Wirksamkeit beider Medikamente erfolgte in einem Add-on-Design. Das bedeutet, der therapeutische Nutzen ist auf der Basis individuell bereits gut eingestellter Patienten zu bewerten. Bei einem solchen Add-on-Design sind außerordentliche Therapieerfolge nicht zu erwarten.
- Isosorbiddinitrat wurde insbesondere deswegen als Vergleichssubstanz gewählt, weil die verwendete pharmazeutische Darreichungsform in dieser Dosierung der zur Zeit am häufigsten verschriebene Wirkstoff unter allen Koronarmitteln in Deutschland ist. Die Vergleichssubstanz reflektiert damit die Realität in der Praxis.
- Über die Wirksamkeit einer ISDN-Dauertherapie über 3 Monate liegen uns bisher keine CPMP-leitlinienkonforme Studienergebnisse vor.

Das Hauptzielkriterium dieser Studie war die Veränderung der Belastungskapazität (TEC) nach 12 Behandlungswochen. Eine mögliche Unterlegenheit von PETN gegenüber ISDN sollte mittels statistischer Tests unter Verwendung des ANCOVA-Modells ausgeschlossen werden.

Um die bekannten starken Schwankungen der TEC-Werte bei einzelnen Patienten zu minimieren, waren in dieser Studie gemäß den CPMP-Leitlinien nur Patienten eingeschlossen, die unter Placebo reproduzierbare Ergebnisse im Belastungstest hatten (<20% Unterschied). Diese Maßnahme reduzierte die intraindividuelle Variabilität. Im Gegensatz dazu war die interindividuelle Variabilität trotzdem relativ hoch. Dies ist möglicherweise dem unterschiedlichen Schweregrad der vorliegenden Herzerkrankungen bei den einzelnen Patienten und den individuell angepassten Behandlungsstrategien zuzuschreiben.

Das Komedikationsprofil entsprach den heute üblichen Standards. Die Veränderungen der Belastbarkeit über den Therapieverlauf lagen in der Größenordnung, wie sie bei einem Add-on-Design zu erwarten ist. Die Auswahlkriterien nach CPMP-Leitlinien inklusive der erlaubten Begleitmedikation führten dazu, dass die Patienten dieser Studie die tatsächliche Patientenpopulation in der Praxis gut repräsentierten. Die zugrunde gelegten Auswahlkriterien erscheinen daher gerechtfertigt.

Die Ergebnisse des „Full Analysis Sets" zeigen einen Anstieg des TEC-Mittelwertes nach sechs und zwölf Wochen Behandlung mit PETN. Dagegen entsprachen die TEC-Mittelwerte am Ende einer zwölfwöchigen Behandlung mit ISDN nahezu dem Ausgangswert.

Bei den Ergebnissen des „Valid Cases sets" konnte sogar nach 12 Behandlungswochen ein statisitisch signifikanter Vorteil von PETN gegenüber ISDN festgestellt werden. Die Auswertung nach „Valid Cases" ist die laut CPMP-Leitlinie zu bevorzugende Population für dieses Studiendesign.

Insbesondere bei den schwerer kranken Patienten (der Patientengruppe mit einem TEC-Ausgangswert unterhalb des Median < 513,75 W×min) wurden signifikante Behandlungsunterschiede mit einem Vorteil für PETN beobachtet. Dieses wurde zusätzlich durch die Beobachtung einer höheren „Responder Rate" unter Behandlung mit PETN bestätigt.

Betrachtet man die Veränderungen der TEC-Werte nach sechs Wochen aktiver Behandlung, so kann sowohl bei Behandlung mit PETN als auch bei Behandlung mit ISDN ein Anstieg beobachtet werden. Beide Therapien zeigten nach sechs Wochen Behandlung eine Wirkung. Für PETN wurde ein Vorteil gegenüber ISDN beobachtet.

In der Zeit zwischen der 6. und der 12. Behandlungswoche blieben die TEC-Werte bei Behandlung mit PETN nahezu unverändert, während sie bei Behandlung mit ISDN abnahmen und fast auf den TEC-Ausgangswert zurückfielen. Diese Beobachtung kann auf die Entwicklung einer Nitrat-Toleranz unter ISDN hindeuten, die in der PETN-Gruppe fehlt. Möglicherweise entfaltet sich die maximale Wirksamkeit von ISDN bereits zu einem früheren Zeitpunkt (< 6 Wochen) und wurde daher in dieser Studie nicht erfasst. Bei einer Medline Recherche zu ISDN konnten wir keine leitlinienkonformen Studien zu ISDN finden, die eine anhaltende Steigerung der Arbeitskapazität (TEC) bei einer Therapiedauer von drei Monaten oder länger belegen würden.

Subgruppen-Analysen zeigten, dass die Wirksamkeit von ISDN und PETN auch von der Begleittherapie beeinflusst wird. Die Wirksamkeit von PETN war z.B. bei Patienten mit ACE-Inhibitoren als Begleitmedikation und bei Patienten mit ACE-Inhibitoren als Begleitmedikation und einem gleichzeitig geringen TEC-Ausgangswert (unterhalb des Medianwertes) besonders ausgeprägt (Abb. 6). In beiden Patientengruppen war ein signifikanter Anstieg der TEC-Werte zu beobachten und „Responder Raten" von über 50% wurden erreicht. Der hier beobachtete Anstieg der TEC-Werte nach sechs und zwölf Wochen Behandlung lässt auf eine vorteilhafte therapeutische Synergie zwischen PETN und ACE-Inhibitoren schließen. Bei Behandlung mit ISDN konnte in diesen Patientengruppen kein vergleichbarer Effekt beobachtet werden. Die Wirkung von ISDN und PETN könnte daher auf unterschiedlichen Wirkmechanismen basieren.

In der Gruppe der Patienten mit Angina-pectoris-Anfällen an beiden Visiten der Eingewöhnungsphase war dagegen ISDN im Vorteil gegenüber PETN, was die Vermutung von unterschiedlichen Wirkmechanismen zusätzlich unterstützt.

Bei Patienten mit einem TEC-Ausgangswert unterhalb des Medianwertes wurden in beiden Behandlungsgruppen positive Reaktionen auf die Behandlung beobachtet, während der TEC-Wert bei Patienten mit einem bereits hohen TEC-Ausgangswert nicht weiter gesteigert werden konnte. Diese Beobachtung deutet ebenfalls darauf hin, dass der Grad der Wirksamkeit von ISDN und PETN vom Schweregrad der Erkrankung abhängig ist; das bedeutet, bei „kränkeren" Patienten mit einer schweren Angina-pectoris-Symptomatik (d.h. Patienten mit einer niedrigeren Belastungstoleranz) ist der therapeutische Effekt von PETN größer.

Die Zahl der Patienten mit Angina-pectoris-Anfällen während der Belastung-Toleranz-Tests (ETTs) nahm im Verlauf der Studie sowohl in der PETN- als auch in der ISDN-Gruppe ab, wobei ein statistisch signifikanter Vorteil für die Behandlung mit PETN gegenüber der Behandlung mit ISDN beobachtet wurde.

Die Häufigkeit von Angina-pectoris-Anfällen pro Woche und die Menge an benötigter GTN-Notfallmedikation pro Woche nahm in beiden Behandlungsgruppen im Verlauf der Studie ab. Dabei war PETN wiederum leicht im Vorteil gegenüber ISDN.

Die Häufigkeit vorzeitigenr ETT-Abbrüche, der Grad der Anstrengung während des ETT sowie die Zeitpunkte der Angina-pectoris-Anfälle und ST-Segment-Absenkungen während des ETTs blieben im Verlauf der Studie nahezu unverändert. Bedeutende Behandlungsunterschiede wurden nicht festgestellt. Die Häufigkeit der ST-Segment-Absenkungen während des ETT nahm innerhalb von 12 Behandlungswochen in beiden Behandlungsgruppen ab.

Das umfangreiche Datenmaterial erlaubte eine zusätzliche explorative Auswertung unter pharmakoökonomischen Gesichtspunkten, insbesondere bezogen auf die „Number needed to treat". Dabei versteht man unter einem NNT-Wert die Anzahl der Patienten, die mit PETN anstelle von ISDN behandelt werden müssten, um wenigstens einen zusätzlichen Patienten mit positiver Reaktion auf die Behandlung zu erhalten. Dieses ergab einen sehr günstigen NNT-Wert für PETN von 10 Patienten.

Bezüglich der Sicherheitskriterien wie das Auftreten von unerwünschten Ereignissen, Veränderungen der Laborwerte, Blutdruck und Puls, EKG und körperlichen Befunden wurden bis auf die doppelt so hohe Inzidenz von Kopfschmerzen in der ISDN-Gruppe keine bemerkenswerten Unterschiede zwischen den beiden Behandlungsgruppen festgestellt. Insgesamt wurden in beiden Behandlungsgruppen nur sehr wenige schwerwiegende unerwünschte Ereignisse oder nicht schwerwiegende unerwünschte Arzneimittelreaktionen, die in einem möglichen direkten Zusammenhang mit der Studienmedikation stehen, beobachtet.

■ Schlussfolgerung

- Die Wirksamkeit einer PETN-Therapie von Patienten mit stabiler Angina pectoris wurde in einer prospektiven, randomisierten, doppelblinden, kontrollierten klinischen Studie untersucht. Sie ist nach den EMEA-CPMP-Studienprüfrichtlinien ausgelegt worden. Auf eine das Studienergebnis positiv beeinflussende Selektion von Patienten (z. B. nur „Nitrat-Respondern") wurde verzichtet.
- Mit insgesamt 362 randomisierten Patienten und 324 auswertbaren Patienten liefert das Datenmaterial robuste Studienergebnisse in einem für Klinik und insbesondere Praxis repräsentativen Patientenkollektiv.

- Im Hinblick auf das Hauptzielkriterium (Veränderung des TEC-Wertes nach 12 Behandlungswochen) konnte eine Unterlegenheit von PETN gegenüber ISDN ausgeschlossen werden.
- Eine „Valid Cases Set"-Auswertung, die in den CPMP-Statistik-Leitlinien für Nicht-Unterlegenheitsstudien empfohlen wird, lässt auf eine Überlegenheit von PETN gegenüber ISDN schließen.
- Bezüglich der sekundären Zielkriterien zur Wirksamkeit war PETN mindestens genauso wirksam wie ISDN. In Subgruppen zeigte PETN sogar eine Überlegenheit gegenüber ISDN.
- PETN und ISDN waren über eine Behandlungsdauer von 12 Wochen sicher und gut verträglich.

Literatur

Arzneimittelkommission der deutschen Ärzteschaft (2003) Arzneiverordnungen: Empfehlungen zur rationalen Pharmakotherapie, 20. Auflage. Deutscher Ärzteverlag, Köln

Arzneimittelkommission der deutschen Ärzteschaft (2004) Empfehlungen zur Prophylaxe und Therapie der stabilen koronaren Herzkrankheit. Arzneiverordnung in der Praxis, Band 31 (Sonderheft 1)

Bassenge E (1996) Tolerance-devoid coronary- and venodilation by non-intermittent long-term administration of pentaerythrityl-tetranitrate. 6th Int Congress on Cardiovasc, 26.-29. 02. Pharmacotherapy, Sydney, Australia,

Cole RE, Goldberg RI (1967) Timed-released pentaerythrityl tetranitrate and placebo in the management of angina pectoris. Curr Ther Res 9:551-556

Cook RJ, Sackett DL (1995) The number needed to treat: a clinical useful measure of treatment effect. BMJ 310:452-454

CPMP Guideline (1997) „Clinical Investigation of Anti-Anginal Medicinal Products in Stable Angina Pectoris" 3CC20a; Date of entry into force May 1997, (Previous title: *Anti-anginal drugs* (1987)/CPMP/EWP/234/95), Source: EudraLex, Medicinal Products for Human Use: Clinical Guidelines (Therapeutic Class) Volume 3C - EFFICACY

Fink B, Bassenge E (2003) Unexpected, tolerance-devoid vasomotor and platelet actions of pentaerythrityl tetranitrate. J Cardiovasc Pharmacol 30:831-836

Fink B, Bassenge E (2002) Association between vascular tolerance and platelet upregulation: comparison of nonintermittent administration of pentaerythrityltetranitrate and glyceryltrinitrate. J Cardiovasc Pharmacol 40:890-897

Giles TD, Iteld BJ, Quiroz AC, Mautner RK (1981) The prolonged effect of pentaerythritol tetranitrate on exercise capacity in stable effort angina pectoris. Chest 80(2):142-245

Gori T, Al-Hesayen A, Jolliffe C, Parker JD (2003) Comparison of the effect of pentaerythritol tetranitrate and nitroglycerin on endothelium-dependent vasorelaxation in male volunteers. Am J Cardiol 91:1392-1394

Grosser N, Schröder H (2004) Therapie mit NO-Donatoren. Herz 29:116-122

Hacker A, Müller S, Meyer W, Kojda G (2001) The nitric oxide donor pentaerythritol tetranitrate can preserve endothelial function in established atherosclerosis. Brit J Pharmacol 132:1707-1714

Jurt U, Gori T, Ravandi A, Babaei S, Zeman P, Parker JD (2001) Differential effects of pentaerythrityl tetranitrate and nitroglycerin on the development of tolerance and evidence of lipid peroxidation: a human in vivo study. J Am Coll Cardiol 38(3):854–859

Keimer R, Stutzer FK, Tsikas D, Troost R, Gutzki F-M, Frölich C (2003) Lack of oxidative stress during sustained therapy with isosorbide dinitrate and pentaerythrityl tetranitrate in healthy humans: a randomized, double-blind crossover study. J Cardiovasc Pharmacol 41:284–292

Löllgen H, Ulmer HV, Crean P (1988) Recommendations and standard guidelines for exercise testing. Eur Heart J 9(Suppl K):3–37

Mullenheim J, Müller S, Laber U, Thamer V, Meyer W, Bassenge E, Fink B, Kojda G (2001) The effect of high-dose pentaerythritol tetranitrat on the development of nitrate tolerance in rabbits. Naunyn-Schmiedeberg's Arch Pharmacol 364:269–275

Nowak H, Stadler R (1982) Klinische Variable und biometrische Auswertung von Belastungstests (in der Herz-Kreislauf-Forschung). EDV Med Biol 13:46–51

Oberle S, Abate A, Grosser N, Hemmerle A, Vreman HJ, Dennery PA, Schneider HT, Stalleicken D, Schröder H (2203) Endothelial protection by pentaerythritol tetranitrat: bilirubin and carbon monoxide as possible mediators. PETN Protects Endothelium VIA HO-1. Exp Biol Med 228:529–534

Pfaffenrath V, de la Motte S, Harrison F, Rüthning C (1998) Wirkung von Pentaerythrityltetranitrat, Isosorbidmononitrat und Plazebo auf den Kopschmerz und auf die Beeinträchtigung der Arbeitsfähigkeit gesunder Probanden. Arzneimittelforschung/Drug Res 48:646–650

Parker JD, Parker JO (1998) Nitrate therapy for stable angina pectoris. N Engl J Med 338:520–531

Schwemmer M, Bassenge E (1987) New approaches to overcome tolerance to nitrates. Cardiovasc Drugs Therapy 17:159–173

Silber S, Vogler AC, Krause KH, Vogel M, Theisen K (1987) Induction and circumvention of nitrate tolerance applying different dosage intervals. Am J Med 83:860–870

Weber W, Michaelis K, Luckow V, Kuntze U, Stalleicken D (1995) Pharmacokinetics and bioavailability of pentaerythrityl tetranitrate and two of its metabolites. Arzneimittel-Forschung/Drug Res 45(7):781–784

PETN
Bisher erschienene Bände im Überblick

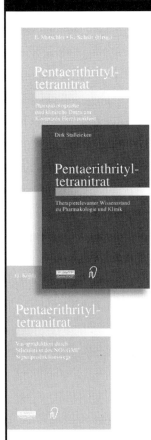

E. Noack, G. Kojda
Gesichertes und Neues zur Pharmakologie eines Langzeitnitrats
1994. EUR 11,50. ISBN 3-7985-0978-6

H.-G. Predel
Endothelin-Modulation. Ansätze eines neuen Wirkkonzeptes
1994. EUR 11,50. ISBN 3-7985-1009-1

H.T. Schneider (Hrsg.)
Kenntnisstand und Perspektiven in Pharmakologie und Klinik
1994. EUR 21,50. ISBN 3-7985-0995-6

K.-O. Haustein (Hrsg.)
Pharmakologische Besonderheiten für Praxis und Klinik
1995. EUR 16,50. ISBN 3-7985-1044-x

H. Maier-Lenz, K.-D. Dück
Therapeutischer Stellenwert bei Koronarer Herzkrankheit
1995. EUR 19,50. ISBN 3-7985-1040-7

H.T. Schneider, D. Stalleicken (Hrsg.)
Beiträge zum klinischen und pharmakologischen Status
1995. EUR 21,50. ISBN 3-7985-1022-9

G.G. Belz, U. Kuntze
Therapeutischer Stellenwert bei Herzinsuffizienz und Myokardinfarkt
1996. EUR 11,50. ISBN 3-7985-1079-2

E. Mutschler, H.T. Schneider, D. Stalleicken (Hrsg.)
Experimentelle und klinische Befunde zu Koronarer Herzkrankheit und Herzinsuffizienz
1996. EUR 11,50. ISBN 3-7985-1070-9

E. Jähnchen, H.T. Schneider, D. Stalleicken (Hrsg.)
Strukturchemische, zellbiologische und klinische Perspektiven
1997. EUR 21,50. ISBN 3-7985-1101-2

G. Kojda
NO-vermittelte Vasoprotektion und Hämodynamik
1997. EUR 23,50. ISBN 3-7985-1104-7

D. Schneider, J. Schauer
Klinisch-therapeutische Erfahrungen bei individuell differenzierter Medikation der Ischämischen Herzkrankheit
1997. EUR 19,50. ISBN 3-7985-1083-0

E. Mutschler, A. Schütz, H.T. Schneider (Hrsg.)
Basisdaten zum Risikomanagement der Koronaren Herzkrankheit
1998. EUR 21,50. ISBN 3-7985-1142-x

E. Mutschler, K. Schrör (Hrsg.)
Pharmakologische und klinische Daten zur Koronaren Herzkrankheit
1999. EUR 21,50. ISBN 3-7985-1197-7

E. Mutschler, D. Schneider, D. Stalleicken (Hrsg.)
NO-Substitution als pharmakologisch begründetes Therapieprinzip
2000. EUR 21,50. ISBN 3-7985-1261-2

E. Erdmann, H. Schröder, D. Stalleicken (Hrsg.)
Rationale einer modernen Koronartherapie
2001. EUR 25,50. ISBN 3-7985-1315-5

G. Kojda
Vaskulärer oxidativer Stress
2001. EUR 25,50. ISBN 3-7985-1316-3

E. Mutschler, E. Erdmann, D. Stalleicken (Hrsg.)
Venoselektivität und therapeutische Perspektiven
2002. EUR 20,50. ISBN 3-7985-1364-3

E. Mutschler, A. M. Zeiher, D. Stalleicken (Hrsg.)
Endotheliale Dysfunktion – NO-Substitution als evidenzbasiertes Therapieprinzip
2003. EUR 29,50. ISBN 3-7985-1439-9

D. Stalleicken
Therapierelevanter Wissensstand zu Pharmakologie und Klinik
2. Auflage 2004. EUR 32,50.
ISBN 3-7985-1469-0

E. Erdmann, E. Mutschler, D. Stalleicken (Hrsg.)
Evidenzorientiertes Therapiekonzept kardialer Erkrankungen
2004. EUR 29,50. ISBN 3-7985-1489-5

STEINKOPFF
DARMSTADT

STEINKOPFF DARMSTADT • c/o Springer Auslieferungsgesellschaft • Kundenservice • Haberstraße 7
69126 Heidelberg/Germany • Fax: +49-6221-345-4229 • E-Mail: orders@springer-sbm.com • www.steinkopff.springer.de

Druck: Strauss GmbH, Mörlenbach
Verarbeitung: Schäffer, Grünstadt